SAÚDE PÚBLICA NO BRASIL

Uma jornada pelo SUS e das suas legislações fundamentais comentadas

RAFAELA CAVALCANTI

SAÚDE PÚBLICA NO BRASIL

Uma jornada pelo SUS e das suas legislações fundamentais comentadas

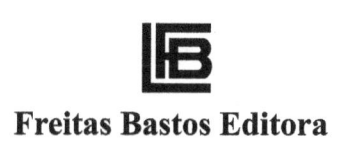

Freitas Bastos Editora

Copyright © 2025 by Rafaela Cavalcanti.
Todos os direitos reservados e protegidos pela Lei nº 9.610, de 19.2.1998.
É proibida a reprodução total ou parcial, por quaisquer meios,

Direitos exclusivos da edição e distribuição em língua portuguesa:
Maria Augusta Delgado Livraria, Distribuidora e Editora

Direção Editorial: *Isaac D. Abulafia*
Gerência Editorial: *Marisol Soto*
Assistente Editorial: *Larissa Guimarães*
Copidesque: *Lara Alves dos Santos Ferreira de Souza*
Revisão: *Enrico Miranda*
Diagramação e Capa: *Alinne Paula da Silva*

Dados Internacionais de Catalogação na Publicação (CIP) de acordo com ISBD

L768s Cavalcanti, Rafaela	
Saúde Pública no Brasil: uma jornada pelo SUS e por suas legislações fundamentais comentadas / Rafaela Cavalcanti. - Rio de Janeiro, RJ : Freitas Bastos, 2025.	
152 p. ; 15,5cm x 23cm.	
ISBN: 978-65-5675-527-4	
1. Saúde Pública. 2. Brasil. 3. SUS. I. Título.	
2025-1548	CDD-614 CDU-614

Elaborado por Vagner Rodolfo da Silva - CRB-8/9410
Índices para catálogo sistemático:
1. Saúde Pública 614
2 Saúde Pública 614

Freitas Bastos Editora
atendimento@freitasbastos.com
www.freitasbastos.com

SUMÁRIO

SOBRE A AUTORA 7

CAPÍTULO 1
HISTÓRIA DA CONSTRUÇÃO DO SISTEMA ÚNICO DE SAÚDE 9

1.1 Brasil Colônia 9
   1.1.1 Perfil Epidemiológico 9
   1.1.2 Cenário Político Econômico 10
   1.1.3 Organização da Saúde 11
      1.1.3.1 Curandeirismo 12
      1.1.3.2 Os Boticários 13
      1.1.3.3 Cirurgião-Barbeiro 14

1.2 Brasil Império 15
   1.2.1 Perfil Epidemiológico 15
   1.2.2 Cenário Político-Econômico 16
   1.2.3 Organização da Saúde 17

1.3 Brasil República Velha 18
   1.3.1 Perfil Epidemiológico 18
   1.3.2 Cenário Político-Econômico 18
   1.3.3 Organização da Saúde 19
      1.3.3.1 Revolta da Vacina 20
      1.3.3.2 Oswaldo Cruz 21
      1.3.3.3 Carlos Chagas 22
      1.3.3.4 Diretoria Geral de Saúde Pública 23
      1.3.3.5 Departamento Nacional de Saúde Pública 24
      1.3.3.6 Lei Eloy Chaves 25

1.4 Brasil Era Vargas 26
   1.4.1 Perfil Epidemiológico 26
   1.4.2 Cenário Político e Econômico 27
   1.4.3 Organização da Saúde 28
      1.4.3.1 Instituto de Aposentadoria e Pensão (IAP) 29

1.5 Brasil Autoritarismo 30
  1.5.1 Perfil Epidemiológico 30
  1.5.2 Cenário Político-Econômico 30
  1.5.3 Organização da Saúde 32

1.6 Brasil Nova República 34
  1.6.1 Perfil Epidemiológico 34
  1.6.2 Cenário Político-Econômico 34
  1.6.3 Organização da Saúde 35
    1.6.3.1 Movimento da Reforma Sanitária 36

1.7 Construção do SUS: Princípios e Diretrizes 38
  1.7.1 O que é SUS 38
  1.7.2 Por que Sistema Único? 38
  1.7.3 Qual é a doutrina do SUS? 38
  1.7.4 Quais são os princípios que regem a organização do SUS? 39

CAPÍTULO 2
CONSTITUIÇÃO FEDERAL DE 1988 42

CAPÍTULO 3
LEIS ORGÂNICAS DA SAÚDE 64
  3.1 Lei nº 8.080, de 19 de setembro de 1990 65
  3.2 Lei nº 8.142, de 28 de dezembro de 1990 103

CAPÍTULO 4
REGULAMENTAÇÃO DA LEI Nº 8.080/1990 109
  4.1 Decreto nº 7.508, de junho de 2011 109

CAPÍTULO 5
CONTROLE SOCIAL 125
  5.1 Resolução nº 453, de 10 de maio de 2012, do Conselho Nacional de Saúde 125

CAPÍTULO 6
QUESTÕES COMENTADAS 137

REFERÊNCIAS BIBLIOGRÁFICAS 150

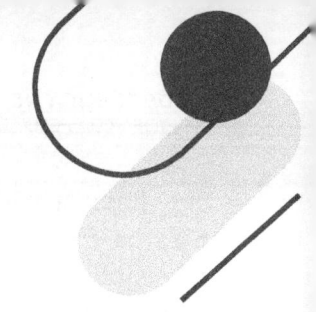

SOBRE A AUTORA

Destacada profissional da saúde, é uma inspiração na Saúde Coletiva, ultrapassando os limites acadêmicos com sua vasta experiência. Nordestina, nascida em João Pessoa, Paraíba, em 1987, iniciou sua trajetória ao se formar em Biomedicina pela Universidade Federal de Pernambuco (UFPE) em 2011, o que deu início a uma carreira promissora no cenário da ciência e da saúde.

Motivada por uma busca contínua por conhecimento, Rafaela concluiu o mestrado em Biotecnologia na mesma instituição, em 2014, com um enriquecedor intercâmbio no Centro Nacional de Pesquisa em Energias Materiais (CNPEM). Demonstrando uma mente curiosa e inovadora, ela direcionou seus esforços para desafios mais amplos, voltados à Saúde Pública. Em 2017, concluiu a especialização em Saúde Coletiva pela Fiocruz e outra em Auditoria em Sistemas de Saúde pela UNINASSAU, consolidando sua habilidade em lidar com questões complexas no sistema de saúde.

Rafaela prosseguiu sua formação com o doutorado profissional em Gestão e Economia da Saúde pela UFPE, finalizado em janeiro de 2025, no qual pesquisou a judicialização da saúde.

Atualmente, Rafaela desempenha papéis fundamentais na educação e promoção da saúde.

Atua como professora na Secretaria de Educação de Pernambuco e como Sanitarista na Universidade Federal de Pernambuco (UFPE), contribuindo de maneira prática para a construção de uma instituição promotora de saúde. Ela também possui uma sólida experiência como professora em outras instituições de ensino, colaborando para a formação de profissionais na área da saúde.

Além disso, Rafaela atuou na Secretaria de Saúde do Paulista, onde desempenhou um papel estratégico em projetos de regulação assistencial, como superintendente, fortalecendo o sistema de saúde local.

Rafaela não apenas superou os desafios dos concursos públicos, mas os conquistou com mérito excepcional. Seus primeiros lugares nos concursos para Sanitarista da Prefeitura de Natal e da UFPE, assim como seu quarto lugar na Prefeitura do Paulista, não apenas atestam sua competência, mas também ressaltam sua resiliência e determinação.

A trajetória de Rafaela Cavalcanti não apenas narra a história de uma profissional excepcional, mas também serve como fonte de inspiração para todos que buscam impactar positivamente a saúde coletiva. Ela destaca a importância da educação, da pesquisa e do comprometimento na construção de um sistema de saúde mais justo e eficiente.

CAPÍTULO 1

HISTÓRIA DA CONSTRUÇÃO DO SISTEMA ÚNICO DE SAÚDE

Uma revisão sucinta sobre o desenvolvimento das políticas de saúde no Brasil pode contemplar, na história republicana, pelo menos cinco conjunturas: (a) Brasil Colônia (1500-1822); (b) Brasil Império (1822-1889); (c) República Velha (1880-1930); (d) "Era Vargas" (1930--1964); Autoritarismo (1964-1984); (f) "Nova República" (1985-1988).

1.1 Brasil Colônia

1.1.1 Perfil Epidemiológico

O perfil epidemiológico durante o período colonial no Brasil era caracterizado por uma série de desafios de saúde: condições de vida precárias, falta de infraestrutura sanitária e interação entre diferentes grupos étnicos e culturais contribuem para a propagação de doenças e condições de saúde adversas, como doenças infecciosas (malária, febre amarela, varíola, cólera) e doenças transmitidas por vetores eram comuns.

O ambiente tropical do Brasil, as condições climáticas e a presença de mosquitos em áreas de água parada facilitaram a disseminação dessas doenças. A falta de medidas de controle e saneamento básico contribuía para a propagação dessas doenças, causando surtos em várias regiões.

A disponibilidade limitada de alimentos variados e a falta de acesso a uma dieta balanceada contribuem para a desnutrição e para o surgimento de doenças nutricionais, afetando especialmente a população mais pobre. Infecções respiratórias, como gripes, pneumonias e tuberculose, também eram uma preocupação. As condições de vida em habitações precárias e a falta de higiene favoreciam a propagação dessas doenças. A falta de acesso à água potável e a ausência de sistemas de esgoto adequados aumentavam o risco de doenças de origem hídrica, como diarreias e cólera.

A população colonial estava frequentemente envolvida em atividades agrícolas, mineração e outras ocupações que envolviam trabalho físico intenso. Isso aumentava o risco de lesões e doenças relacionadas ao trabalho.

A colonização envolveu a interação entre europeus, povos indígenas e africanos escravizados. Essa interação frequentemente levava à disseminação de doenças entre os grupos, devido à falta de imunidade às novas doenças introduzidas.

Em geral, o perfil epidemiológico do Brasil colonial refletia as condições de vida precárias, a falta de acesso a cuidados de saúde adequados e as interações entre diferentes grupos sociais. A medicina da época tinha recursos limitados para lidar com esses desafios, o que resultava em altas taxas de morbidade e mortalidade.

1.1.2 Cenário Político Econômico

O cenário político-econômico durante o período colonial no Brasil foi marcado por uma série de características distintas que moldaram a trajetória do país sob o domínio português. O Brasil era uma colônia de exploração, onde os portugueses buscavam extrair recursos naturais valiosos, como açúcar, ouro, diamantes e madeira. A economia colonial estava voltada para atender às demandas da metrópole, favorecendo uma estrutura econômica baseada em monoculturas e atividades extrativas.

A produção de açúcar foi uma das atividades econômicas mais importantes durante o período colonial. Os portugueses estabeleceram engenhos de açúcar na região nordeste do Brasil, utilizando trabalho escravo de povos indígenas e, mais tarde, africanos. Esses engenhos seguiam o modelo de *plantation*, caracterizado pela produção em larga escala de um único produto. A economia colonial era altamente dependente do trabalho escravo. Milhares de africanos foram trazidos como escravos para trabalhar nas plantações, nas minas e em outras atividades econômicas. A escravidão teve um profundo impacto na sociedade brasileira e na formação da cultura nacional.

Para estimular a ocupação do território e a produção, o sistema de sesmarias foi implementado. As sesmarias eram concessões de terras dadas pela Coroa a colonos que se comprometeram a cultivá-las. Isso levou à formação de grandes propriedades e plantações.

Portugal implementou um sistema de controle estrito sobre a economia da colônia por meio do pacto colonial. Isso significava que o Brasil só podia comercializar com a metrópole e estava sujeito a restrições comerciais e tributárias que favoreciam os interesses portugueses. Isso limitava o desenvolvimento econômico autônomo da colônia.

A Igreja Católica desempenhava um papel significativo no cenário político-econômico, exercendo influência nas decisões políticas e detendo terras e propriedades consideráveis.

1.1.3 Organização da Saúde

A política de saúde durante o período colonial no Brasil era bastante precária e limitada, devido às condições socioeconômicas, culturais e políticas da época. Não havia um sistema organizado de saúde pública, e o acesso a cuidados médicos e tratamentos era restrito a poucas pessoas da elite colonial.

A população indígena, que já habitava o território, possuía práticas medicinais tradicionais, baseadas em conhecimentos empíricos passados de geração em geração. No entanto, com a chegada dos colonizadores europeus, esses conhecimentos foram frequentemente ignorados e subjugados em favor das práticas médicas trazidas da Europa.

Os colonizadores, por sua vez, tinham acesso limitado a cuidados de saúde. Os médicos eram escassos e muitas vezes não tinham uma formação médica formal. As doenças tropicais, a falta de higiene e as condições de vida precárias contribuíam para a propagação de doenças como malária, febre amarela e varíola.

A Igreja Católica também desempenhou um papel na prestação de cuidados de saúde durante o período colonial. Os padres jesuítas, por exemplo, administravam algumas instituições de saúde para atender às necessidades dos colonizadores e convertidos indígenas. No entanto, esses esforços eram limitados e não abrangiam toda a população.

A falta de infraestrutura médica adequada, a ausência de conhecimento médico avançado e a dificuldade de transporte tornavam o acesso aos cuidados de saúde muito limitado. As condições de vida na época também eram precárias, o que levava a uma maior incidência de doenças infecciosas e a falta de saneamento básico, contribuindo para uma saúde geralmente precária.

Apenas no final do período colonial, com a transferência da Corte Portuguesa para o Brasil, em 1808, é que começaram a ser estabelecidas algumas estruturas de saúde mais organizadas. A abertura de escolas médicas e a presença de médicos europeus contribuíram para um avanço gradual na medicina no Brasil.

Em resumo, a política de saúde durante o Brasil Colônia era incipiente e desigual, com acesso limitado aos cuidados médicos e uma dependência significativa das práticas médicas europeias. Foi somente a partir do início do século XIX, com a presença da Corte Portuguesa, que se iniciaram esforços mais sistemáticos para melhorar a situação da saúde no país.

1.1.3.1 Curandeirismo

Durante o período colonial no Brasil, os curandeiros também desempenharam um papel significativo nos campos da saúde e da medicina. Os curandeiros eram indivíduos que utilizavam práticas tradicionais e conhecimentos empíricos para tratar doenças e oferecer cuidados de saúde à população. Eles eram muitas vezes pessoas locais que possuíam saberes transmitidos oralmente e práticas ancestrais.

Os curandeiros baseavam-se em métodos que frequentemente envolviam o uso de plantas medicinais, rituais religiosos, massagens e outros tratamentos naturais. Eles eram procurados por pessoas de todas as camadas sociais, especialmente nas áreas mais remotas e de difícil acesso, onde a presença de médicos e a infraestrutura médica eram limitadas.

Para a população que não tinha acesso fácil aos médicos europeus ou aos boticários, os curandeiros representavam uma alternativa importante. Eles estavam intimamente ligados às tradições culturais e espirituais das comunidades locais, o que muitas vezes tornava suas práticas mais aceitáveis e confiáveis para as pessoas.

No entanto, as práticas dos curandeiros nem sempre eram baseadas em conhecimentos científicos sólidos e podiam variar em eficácia e segurança. Além disso, algumas práticas tradicionais podiam entrar em conflito com as crenças e as práticas trazidas pelos colonizadores europeus e pela Igreja Católica.

Ao longo do tempo, com o avanço da medicina moderna e a influência crescente da medicina europeia, os curandeiros foram gradualmente perdendo espaço para médicos formados em escolas médicas e para práticas médicas mais padronizadas. A profissionalização da medicina e a disseminação de conhecimentos científicos contribuíram para a diminuição da influência dos curandeiros na sociedade.

1.1.3.2 Os Boticários

Durante o período colonial no Brasil, os boticários desempenharam um papel crucial na área da saúde e medicina. Os boticários eram profissionais responsáveis pela manipulação e preparação de medicamentos, muitas vezes utilizando ingredientes naturais e ervas medicinais.

Os boticários eram geralmente pessoas com algum conhecimento em plantas medicinais e técnicas de preparação de remédios. Eles não tinham a formação médica formal dos médicos, mas desempenhavam um papel importante na sociedade colonial, já que eram os principais provedores de tratamentos e medicamentos para a população.

Devido à escassez de médicos e à limitada infraestrutura de saúde, os boticários eram frequentemente procurados por pessoas em busca de tratamento para várias doenças e condições médicas. Eles preparavam poções, unguentos, xaropes e outras formulações, muitas vezes baseadas em conhecimentos tradicionais e empíricos.

Além disso, os boticários também estavam envolvidos na produção de remédios para as autoridades coloniais, incluindo os militares e as elites. Eles eram responsáveis por abastecer os navios com medicamentos para as longas viagens transatlânticas e muitas vezes também trabalhavam em colaboração com os padres jesuítas para tratar a população indígena convertida.

No entanto, é importante notar que o conhecimento e as práticas dos boticários nem sempre eram baseados em evidências científicas sólidas, e muitos remédios preparados por eles podiam variar em eficácia e segurança. Somente mais tarde, com a chegada de médicos com formação europeia e a criação de escolas médicas no Brasil é que a prática médica começou a se profissionalizar e a se afastar das práticas tradicionais dos boticários.

1.1.3.3 Cirurgião-Barbeiro

Os cirurgiões-barbeiros desempenharam um papel na prestação de cuidados de saúde e na realização de procedimentos cirúrgicos. Eles eram profissionais que combinavam habilidades de cirurgia com técnicas de barbear e cuidados com os cabelos e a barba.

Esses profissionais tinham uma formação prática e empírica em cirurgia, muitas vezes adquirida por meio de aprendizado com outros cirurgiões ou por meio de livros e manuais de cirurgia. Eles eram responsáveis por uma variedade de procedimentos médicos e cirúrgicos, desde a extração de dentes até a amputação de membros.

A designação "barbeiro" em seu título refletia uma conexão histórica entre as práticas de barbear e a cirurgia. Na época, a cirurgia era considerada uma habilidade manual que envolvia cortes e incisões, assim como as técnicas de barbear. Portanto, muitas vezes os cirurgiões-barbeiros eram vistos como os profissionais mais adequados para realizar procedimentos cirúrgicos.

No entanto, a formação e a qualificação dos cirurgiões barbeiros variavam consideravelmente. Alguns tinham mais experiência e conhecimento, enquanto outros podiam ter habilidades limitadas. O exercício da cirurgia também estava frequentemente associado a práticas religiosas e supersticiosas, o que poderia influenciar os métodos empregados.

A Igreja Católica muitas vezes tinha um papel regulatório sobre a prática da cirurgia, e os cirurgiões-barbeiros precisavam de licenças ou autorizações para realizar certos procedimentos. Com o tempo, a influência da medicina europeia e o aumento da formação médica formal levaram a uma distinção mais clara entre os cirurgiões e os barbeiros, culminando eventualmente na profissionalização da medicina e da cirurgia.

1.2 Brasil Império

1.2.1 Perfil Epidemiológico

No período do Brasil Império, que se estendeu de 1822 a 1889, o perfil epidemiológico do país passou por algumas mudanças em comparação com o período anterior. As doenças infecciosas continuavam sendo uma grande preocupação durante o Brasil Império. Doenças como malária, febre amarela, varíola e cólera ainda afetavam a população, especialmente em áreas de condições sanitárias precárias.

Durante o Império, houve um aumento na urbanização, com mais pessoas migrando para as cidades em busca de emprego e oportunidades. Isso levou a desafios de saúde pública nas áreas urbanas, incluindo densidade populacional, falta de saneamento básico e condições de habitação insalubres.

As condições de vida variavam amplamente entre as diferentes classes sociais. A população mais pobre muitas vezes vivia em situações de extrema pobreza, com acesso limitado a cuidados médicos, nutrição adequada e saneamento básico.

A mortalidade infantil era alta, especialmente entre as camadas mais pobres da população. A falta de acesso a cuidados médicos adequados e a condições de higiene deficientes contribuíam para a alta taxa de mortalidade infantil.

A falta de sistemas de saneamento básico e condições de higiene precárias continuava sendo um grande desafio para a saúde pública. Isso contribuía para a disseminação de doenças de origem hídrica e infecciosa. Epidemias de doenças infecciosas ainda ocorriam em diferentes regiões do país, afetando tanto áreas urbanas quanto rurais. Esses surtos muitas vezes levavam à mobilização de recursos para conter a propagação das doenças.

Durante boa parte do período do Brasil Império, o trabalho escravo ainda era uma realidade, especialmente nas áreas rurais. As condições de vida dos escravos eram extremamente precárias, o que aumentava o risco de doenças.

1.2.2 Cenário Político-Econômico

O cenário político-econômico durante o período do Brasil Império, que compreendeu os anos de 1822 a 1889, foi marcado por uma série de eventos e características que influenciaram tanto a organização política quanto a economia do país. O período do Brasil Império começou com a proclamação da Independência, em 1822, quando o Brasil se separou de Portugal e Dom Pedro I se tornou o primeiro imperador. Isso marcou o fim do *status* de colônia e o início da soberania política do Brasil.

O Brasil Império adotou um sistema de monarquia constitucional, onde o imperador tinha poderes limitados pela Constituição. A Constituição de 1824 estabeleceu um sistema político com três poderes – Executivo, Legislativo e Judiciário – e instituições representativas.

Durante grande parte do Império, a economia brasileira continuou a ser baseada na produção agroexportadora. O café, o açúcar, o algodão e outros produtos agrícolas eram os principais produtos de exportação, impulsionando a economia.

O sistema escravocrata persistiu durante o Brasil Império, com a mão de obra escrava sendo fundamental para a produção agrícola, principalmente nas plantações de café. Isso teve um profundo impacto na sociedade, na economia e nas relações de trabalho. Em 1850, a Lei Eusébio de Queirós proibiu o tráfico de escravos africanos para o Brasil. Isso foi um passo importante para reduzir o número de novos escravos no país.

A demanda crescente por mão de obra nas lavouras de café e a proibição do tráfico de escravos levaram a uma escassez de trabalhadores. Isso contribuiu para a discussão sobre a necessidade de uma transição para o trabalho assalariado e o fim da escravidão. Ao longo do Império, movimentos abolicionistas ganharam força, pressionando pela abolição da escravidão. A Lei Áurea, que aboliu oficialmente a escravidão no Brasil, foi assinada em 1888.

Durante o Império, houve debates e conflitos entre grupos que defendiam a manutenção da monarquia e aqueles que buscavam a instauração de uma república. A pressão republicana aumentou nas últimas décadas do Império.

1.2.3 Organização da Saúde

A política de saúde durante o período do Brasil Império foi marcada por desafios significativos devido às condições de vida precárias, à falta de infraestrutura médica e às influências sociais da época.

Durante grande parte do Império, o papel do Estado na área da saúde era limitado. Não havia um sistema de saúde pública organizado, e o acesso a cuidados médicos era restrito, especialmente para a população mais pobre. Muitos médicos que atuavam no Brasil Império eram estrangeiros, frequentemente europeus, trazendo consigo as práticas médicas e as teorias predominantes na Europa. A elite tinha mais recursos para pagar por cuidados médicos, enquanto a população mais pobre muitas vezes dependia de práticas tradicionais e recursos locais

As políticas de saúde pública preventiva eram escassas durante o Império. A falta de saneamento básico, a higiene precária e as condições insalubres nas áreas urbanas contribuíam para a propagação de doenças infecciosas, que eram comuns e muitas vezes afetavam áreas urbanas superlotadas. A Igreja Católica ainda exercia influência significativa na sociedade e, por vezes, desempenhava um papel na prestação de cuidados de saúde por meio de instituições religiosas, como as Santas Casas de Misericórdia.

Ao longo do Império, começou a haver uma transição gradual da medicina tradicional e empírica para práticas médicas mais modernas, baseadas em conhecimento científico e formação formal, e começaram a surgir discussões e esforços mais concretos em direção à melhoria das condições de saúde da população.

1.3 Brasil República Velha

1.3.1 Perfil Epidemiológico

Durante o período da República Velha no Brasil, que abrangeu aproximadamente os anos de 1889 a 1930, o perfil epidemiológico do país passou por algumas transformações significativas em relação aos períodos colonial e imperial.

As doenças infecciosas continuavam sendo uma preocupação importante durante a República Velha. A febre amarela, a tuberculose, as doenças respiratórias e a varíola eram algumas das doenças que afetavam a população nas áreas urbanas e rurais. O acesso limitado à água potável e a falta de sistemas de saneamento básico contribuíam para a propagação de doenças de origem hídrica, como cólera e disenteria.

As condições de trabalho nas indústrias e nas áreas urbanas muitas vezes eram precárias, o que aumentava o risco de acidentes de trabalho e exposição a doenças ocupacionais.

Ao longo da República Velha, foram feitos esforços para melhorar a saúde pública e implementar políticas de controle de doenças. Campanhas de vacinação foram realizadas, especialmente contra a varíola, e surgiram discussões sobre a importância da higiene pública.

1.3.2 Cenário Político-Econômico

O cenário político-econômico durante o período da República Velha no Brasil foi caracterizado por uma série de eventos e características que influenciaram tanto a organização política quanto a economia do país.

A República Velha teve início em 1889, com a Proclamação da República e o fim da monarquia. Esse evento marcou uma mudança significativa na estrutura política do país, substituindo o sistema monárquico pelo presidencialismo republicano.

Durante a República Velha, o poder político estava nas mãos de oligarquias, grupos de elite que controlavam os estados e influenciavam a política nacional. A política do "café com leite" referia-se à alternância entre presidentes paulistas e mineiros, representando as oligarquias desses dois estados.

A economia estava fortemente ligada à produção de café. O Brasil era um dos maiores produtores e exportadores de café do mundo, o que impulsionou a economia do país, mas também a tornou dependente de um único produto. Paralelamente à economia agrícola, começou a ocorrer uma expansão industrial durante a República Velha. O Brasil começou a desenvolver algumas indústrias, especialmente nas áreas têxteis, de siderurgia e química.

Apesar do crescimento econômico, a maioria da população ainda vivia em condições precárias, com falta de acesso a serviços básicos, como educação e saúde. Os trabalhadores urbanos e os rurais enfrentavam baixos salários, longas jornadas de trabalho e condições de trabalho insalubres.

A desigualdade social e as condições de trabalho levaram ao surgimento de movimentos sociais e greves em várias partes do país. Os trabalhadores buscavam melhores condições de trabalho e direitos trabalhistas. Ao longo da República Velha, ocorreram várias revoltas e movimentos contestatórios. O movimento tenentista, liderado por jovens oficiais militares, buscava reformas políticas e sociais e criticava a oligarquia dominante.

1.3.3 Organização da Saúde

Na República Velha no Brasil as políticas de saúde passaram por algumas transformações significativas, refletindo as mudanças sociais, políticas e econômicas do período. Grande parte das políticas de saúde durante a República Velha estava voltada para o controle de epidemias e surtos de doenças infecciosas, dadas as condições precárias de higiene e saneamento em muitas áreas.

Surgiram instituições de saúde, como hospitais e postos de atendimento, tanto públicos quanto privados. Essas instituições buscavam atender às necessidades de cuidados médicos da população, embora muitas vezes com limitações de recursos.

Ao longo do período, alguns estados começaram a criar serviços de saúde pública, como inspeções sanitárias, para monitorar e controlar questões de saúde pública. Houve um crescente reconhecimento da importância da saúde materno-infantil. Foram implementadas políticas e programas para melhorar os cuidados durante a gravidez, o parto e a infância, buscando reduzir a mortalidade materno-infantil.

A medicina no Brasil começou a ser mais influenciada pelas tendências internacionais da época, especialmente da Europa. Isso contribuiu para a introdução de novos conhecimentos médicos e práticas mais modernas.

1.3.3.1 Revolta da Vacina

A Revolta da Vacina foi um importante movimento de protesto que ocorreu no Rio de Janeiro, em 1904, durante o governo do presidente Rodrigues Alves. Esse evento foi uma resposta à implementação de uma política de vacinação obrigatória contra a varíola na cidade.

No início do século XX, o Rio de Janeiro enfrentava uma série de problemas sociais, como condições precárias de moradia, falta de saneamento básico e doenças epidêmicas. O governo via a vacinação como uma medida necessária para controlar a propagação da varíola e melhorar as condições de saúde pública.

O governo promulgou uma lei que tornava a vacinação obrigatória para todos os moradores da cidade. As autoridades acreditavam que a vacinação em massa seria uma maneira eficaz de conter a doença, que era uma preocupação de saúde pública na época. No entanto, a campanha de vacinação enfrentou forte resistência da população, especialmente das camadas mais pobres. Muitos moradores acreditavam em boatos infundados de que a vacina causaria doenças graves ou seria prejudicial à saúde.

A Revolta da Vacina eclodiu em novembro de 1904. Manifestantes saíram às ruas em protesto contra a vacinação obrigatória, e os confrontos com as autoridades rapidamente se intensificaram. Barricadas foram erguidas nas ruas, e houve episódios de violência entre manifestantes e policiais. O governo respondeu à revolta com repressão. As forças de segurança foram mobilizadas para conter os protestos, resultando em prisões, feridos e mortes.

O movimento de protesto gradualmente perdeu força, em parte devido à repressão governamental e à crescente aceitação da vacinação por parte de alguns segmentos da população. A Revolta da Vacina destacou a desconfiança da população em relação ao governo e suas políticas de saúde. Além disso, chamou a atenção para as condições precárias de vida nas áreas urbanas e a necessidade de melhorias na infraestrutura de saneamento básico.

Apesar dos conflitos, a campanha de vacinação contra a varíola continuou a ser implementada, e, com o tempo, a varíola foi controlada no Brasil. O evento também levou a um aumento da atenção governamental para questões de saúde pública e melhores condições de vida nas cidades.

1.3.3.2 Oswaldo Cruz

Oswaldo Cruz foi um médico, cientista e sanitarista brasileiro que desempenhou um papel fundamental no avanço da medicina e da saúde pública no Brasil. Nascido em 5 de agosto de 1872, ele teve um impacto significativo na transformação das políticas de saúde durante a República Velha.

Em 1900, Oswaldo Cruz foi o diretor técnico do Instituto Soroterápico Federal, mais tarde conhecido como Instituto Oswaldo Cruz (IOC). Nesse instituto, ele conduziu pesquisas pioneiras na área de imunização, especialmente no desenvolvimento de soros e vacinas para doenças como a peste bubônica e a febre amarela.

Uma das ações mais conhecidas de Oswaldo Cruz foi a campanha de vacinação contra a febre amarela no Rio de Janeiro, entre 1903 e 1904. Ele enfrentou forte resistência da população (a Revolta da Vacina). No entanto, a campanha teve um impacto positivo no controle da doença.

Oswaldo Cruz defendeu uma abordagem mais científica e eficiente para a saúde pública no Brasil. Ele implementou uma série de medidas para melhorar o saneamento básico, combater epidemias e estabelecer políticas de saúde mais preventivas. Com suas ações enérgicas e cientificamente fundamentadas, Oswaldo Cruz contribuiu para a erradicação de algumas doenças no Brasil, como a peste bubônica.

Ele adotou abordagens inovadoras para controlar epidemias, incluindo a criação de brigadas de saúde que investigavam e controlavam focos de doenças.

O instituto que leva seu nome tornou-se um importante centro de pesquisa biomédica e produção de imunobiológicos, desempenhando um papel fundamental no avanço da ciência e da saúde pública no Brasil.

A contribuição de Oswaldo Cruz para a saúde pública e a medicina no Brasil é inestimável. Suas ações pioneiras na prevenção e no controle de doenças, bem como sua ênfase na pesquisa científica e na educação, tiveram um impacto duradouro no desenvolvimento da saúde pública brasileira.

1.3.3.3 Carlos Chagas

Carlos Chagas foi um médico e cientista brasileiro que fez contribuições fundamentais para a medicina e a saúde pública. Nascido em 9 de julho de 1879, Chagas é mais conhecido por suas descobertas relacionadas à doença de Chagas, uma doença tropical transmitida pelo inseto vetor conhecido como barbeiro.

Ele liderou a equipe que descobriu a doença de Chagas em 1909. Ele identificou o protozoário *Trypanosoma cruzi* como o agente causador da doença, que é transmitida principalmente por barbeiros infectados. A doença afeta o coração e o sistema digestivo, causando problemas de saúde graves.

Chagas conduziu pesquisas de campo em áreas rurais do Brasil, onde a doença era prevalente. Ele documentou a transmissão, os sintomas e os efeitos da doença de Chagas em comunidades afetadas, contribuindo para uma compreensão mais completa da doença. Além de identificar o parasita causador, ele realizou estudos epidemiológicos detalhados para entender a transmissão da doença e também demonstrou a relação entre a infecção por *Trypanosoma cruzi* e os sintomas clínicos em pacientes.

Realizou importantes pesquisas sobre malária, leishmaniose e tripanossomíase. Suas contribuições científicas ajudaram a melhorar a compreensão das doenças tropicais e suas formas de transmissão.

Carlos Chagas foi amplamente reconhecido internacionalmente por suas contribuições para a medicina tropical. Ele recebeu prêmios e homenagens em diversos países. O legado de Carlos Chagas é de grande importância para a saúde pública e a pesquisa médica no Brasil e no mundo. Sua dedicação à ciência e à melhoria da saúde das populações afetadas por doenças tropicais continua a ser lembrada e celebrada.

1.3.3.4 Diretoria Geral de Saúde Pública

A Diretoria Geral de Saúde Pública (DGSP) foi um órgão importante na história da saúde pública no Brasil; foi fundada em 1920, com o objetivo de centralizar e coordenar as atividades de saúde pública em nível nacional. Seu objetivo principal era melhorar as condições de saúde da população, prevenir doenças e promover medidas de higiene e saneamento.

A DGSP focou em medidas de prevenção de doenças, como o controle de epidemias, a promoção de campanhas de vacinação, a melhoria do saneamento básico e a educação em saúde. Ações visando a saúde materno-infantil também foram uma prioridade.

A criação da DGSP buscou centralizar e coordenar as ações de saúde em todo o país, evitando a fragmentação e garantindo uma abordagem mais uniforme em questões de saúde pública. A DGSP desempenhou um papel importante no combate a doenças endêmicas, como malária, doença de Chagas e febre amarela. Foram realizadas campanhas de prevenção, controle de vetores e tratamento.

Além de suas atividades de campo, a DGSP também esteve envolvida na formação de profissionais de saúde, promovendo a educação e a capacitação de médicos, enfermeiros e outros profissionais de saúde, também estimulou a pesquisa em saúde pública, apoiando estudos epidemiológicos, investigações sobre doenças tropicais e desenvolvimento de estratégias de prevenção e controle.

A atuação da DGSP teve um impacto duradouro no desenvolvimento da saúde pública no Brasil, estabelecendo bases para futuras ações e políticas de saúde. Sua abordagem focada em prevenção e controle de doenças foi pioneira. A DGSP evoluiu ao longo do tempo e passou por transformações que levaram à criação de outras instituições e órgãos de saúde no Brasil, como o Ministério da Saúde. Seu legado permaneceu como uma referência no desenvolvimento das políticas de saúde pública no país.

1.3.3.5 Departamento Nacional de Saúde Pública

O Departamento Nacional de Saúde Pública (DNSP) foi um órgão de grande importância na história da saúde pública no Brasil. Criado em 1920, durante o governo de Epitácio Pessoa, seu objetivo principal era centralizar e coordenar as atividades de saúde pública em todo o país, buscando melhorar as condições de saúde da população e promover medidas de prevenção de doenças.

Assim como a DGSP, o DNSP tinha uma abordagem centrada na medicina preventiva. Ele buscava evitar doenças por meio de campanhas de vacinação, controle de epidemias, melhorias no saneamento básico e promoção da educação em saúde.

O DNSP promoveu diversas campanhas de saúde, incluindo campanhas de vacinação, combate à malária, prevenção da febre amarela e controle de vetores transmissores de doenças. Além das atividades de campo, o DNSP também teve um papel importante na promoção da pesquisa em saúde pública e na educação de profissionais de saúde. Isso incluía a formação de médicos, enfermeiros e outros profissionais da área.

Ao longo dos anos, o DNSP passou por transformações que levaram à criação de outras instituições e órgãos de saúde no país. Ele também desempenhou um papel importante na evolução do sistema de saúde brasileiro. O DNSP deixou um legado duradouro na promoção da saúde pública e na prevenção de doenças no Brasil. Sua abordagem focada em prevenção, controle de epidemias e melhoria das condições sanitárias contribuiu para moldar o sistema de saúde do país.

1.3.3.6 Lei Eloy Chaves

A Lei Eloy Chaves, promulgada em 10 de janeiro de 1923, foi uma legislação histórica no Brasil que estabeleceu os fundamentos do sistema de previdência social no país. A lei foi nomeada em homenagem ao deputado Eloy Chaves, que teve um papel fundamental na sua elaboração e aprovação.

A lei estabeleceu a criação das Caixas de Aposentadorias e Pensões (CAP), que seriam instituições responsáveis por fornecer benefícios de aposentadoria, pensões e assistência médica aos trabalhadores de empresas ferroviárias.

A Lei Eloy Chaves inaugurou o sistema de previdência social no Brasil, adotando uma abordagem de previdência privada. As empresas ferroviárias eram obrigadas a contribuir com um percentual dos salários dos trabalhadores para financiar as CAP, buscando assim garantir benefícios como aposentadoria, pensões para dependentes e assistência médica aos trabalhadores ferroviários. Isso representou um avanço significativo na proteção social para os trabalhadores da época.

A Lei Eloy Chaves é considerada a primeira legislação a estabelecer um sistema de previdência no Brasil, serviu como inspiração para o desenvolvimento do sistema de previdência social em outras áreas e setores do país. Sua abordagem foi posteriormente adotada como base para a construção do sistema previdenciário nacional.

A partir da experiência bem-sucedida das CAP, o modelo de previdência privada se expandiu para outros setores da economia, contribuindo para a formação do sistema previdenciário nacional.

O funcionamento das CAP visava garantir aposentadoria, pensões e assistência médica aos trabalhadores, seguindo um modelo de previdência privada. As empresas ou setores específicos criavam as CAP para seus trabalhadores. Os funcionários dessas empresas eram obrigados a contribuir com uma porcentagem de seus salários para o fundo da CAP. As próprias empresas também contribuíam com uma parte correspondente.

Os trabalhadores que contribuíam para as CAP tinham direito a se aposentar após um determinado período de contribuição e de serviço. As regras para a aposentadoria, como idade mínima e tempo de contribuição, variavam de acordo com cada CAP e setor. Além da aposentadoria, as CAP também ofereciam pensões para os dependentes dos trabalhadores falecidos. Isso fornecia uma rede de proteção social para as famílias dos segurados.

As CAP tinham como objetivo fornecer assistência médica aos trabalhadores segurados e seus dependentes. Isso incluía cuidados médicos, hospitalares e odontológicos, melhorando o acesso aos serviços de saúde.

As contribuições dos trabalhadores e das empresas eram geridas pelas próprias CAP. Elas tinham autonomia para administrar os recursos e garantir o pagamento dos benefícios. O governo federal exercia um certo grau de supervisão e regulamentação sobre as CAP para garantir que os benefícios fossem pagos corretamente e que as contribuições fossem gerenciadas adequadamente.

Com o tempo, o modelo de previdência privada das CAPs foi incorporado ao sistema previdenciário nacional. Isso culminou na criação do Instituto Nacional do Seguro Social (INSS), que unificou os benefícios de previdência e assistência médica em todo o país.

1.4 Brasil Era Vargas

1.4.1 Perfil Epidemiológico

Entre os anos de 1930 e 1945, compreendeu-se o período do governo de Getúlio Vargas no Brasil e houve diversas mudanças no perfil epidemiológico do país. Essas transformações refletiram as condições sociais, econômicas e de saúde da população na época.

O governo de Vargas testemunhou um processo acelerado de urbanização e industrialização no Brasil. A migração da população rural para as cidades, em busca de oportunidades de trabalho, trouxe consigo desafios relacionados a saneamento básico, moradia precária e acesso limitado a serviços de saúde.

No início do período Vargas, as doenças infecciosas, como tuberculose, malária e febre amarela, ainda eram problemas significativos de saúde pública.

1.4.2 Cenário Político e Econômico

O cenário político e econômico durante o governo de Getúlio Vargas no Brasil, que abrangeu diferentes fases entre 1930 e 1945, foi marcado por uma série de transformações, desafios e políticas que tiveram um impacto profundo no país.

A Revolução de 1930 levou Getúlio Vargas ao poder, encerrando a chamada "República Velha". Vargas assumiu a presidência em 1930, inicialmente como chefe do governo provisório e adotou uma abordagem de forte intervenção do Estado na economia. Isso envolveu a criação de agências governamentais para controlar setores estratégicos da economia, como a Companhia Siderúrgica Nacional (CSN) e o Departamento Nacional do Café.

Durante o governo Vargas, houve um impulso em direção à industrialização e à urbanização. Políticas de substituição de importações foram implementadas para impulsionar a produção nacional e diminuir a dependência de bens estrangeiros. Vargas também implementou políticas trabalhistas significativas, como a criação da Consolidação das Leis do Trabalho (CLT), em 1943. Essa legislação estabeleceu direitos trabalhistas, como jornada de trabalho, férias remuneradas e proteção contra demissões injustas.

Em 1937, Vargas instituiu o Estado Novo, um regime autoritário que durou até 1945. Durante esse período, a oposição política foi reprimida, e a Constituição de 1937 conferiu amplos poderes ao presidente. Em 1942, o Brasil se juntou aos Aliados na Segunda Guerra Mundial, apoiando a luta contra as forças do Eixo. Isso teve impactos econômicos, como a demanda por produtos brasileiros. O Estado Novo chegou ao fim em 1945, com a deposição de Vargas, marcando o retorno à democracia. Ele foi sucedido por um período de instabilidade política que levou às eleições de 1945.

1.4.3 Organização da Saúde

Embora as políticas de saúde não fossem o foco central do governo de Getúlio Vargas, algumas ações foram implementadas para melhorar as condições de saúde da população. Criado em 1930, o Departamento Nacional de Saúde (DNS) desempenhou um papel importante na formulação e implementação de políticas de saúde durante o governo de Vargas. O departamento concentrou-se em campanhas de saneamento, combate a epidemias e promoção da saúde. Campanhas de controle de vetores e saneamento básico foram implementadas em várias regiões do país.

Foram construídos hospitais e postos de saúde para expandir o acesso a cuidados médicos em diversas partes do Brasil. Essa expansão ajudou a levar assistência médica a áreas mais remotas. Vargas também implementou medidas para melhorar a assistência médica básica e a nutrição da população. Campanhas educativas foram realizadas para promover uma dieta saudável e prevenir doenças. Foram criados programas de educação em saúde para conscientizar a população sobre medidas de higiene, prevenção de doenças e promoção da saúde.

Durante esse período, os índices de mortalidade infantil e materna ainda eram altos em razão da falta de acesso a cuidados médicos adequados, da pobreza e da falta de saneamento básico, houve um esforço para melhorar a saúde materno-infantil. Programas de educação em saúde voltados para mães e crianças foram implementados para reduzir a mortalidade materna e infantil.

Durante a Segunda Guerra Mundial, o governo Vargas implementou políticas de saúde relacionadas à mobilização para a guerra, como a criação de unidades médicas para atender os soldados. O Serviço SESP foi criado em 1942, a partir de acordo entre os governos brasileiro e norte-americano, tendo como funções, o saneamento de regiões produtoras de matérias-primas, como a borracha da Região Amazônica e o minério de ferro e mica do Vale do Rio Doce.

Em 1930, o Ministério da Educação e Saúde (MESP) foi criado, visando unir esforços nas áreas de educação e saúde pública. Essa ação teve influência na formulação de políticas de saúde e na expansão dos serviços de saúde. O MESP subordinaria o DNSP e centralizaria as questões pertinentes às políticas públicas para a área, configurando um novo marco no processo de institucionalização da saúde pública no Brasil.

O Ministério da Saúde foi instituído em 25 de julho de 1953, durante o governo de Getúlio Vargas, por meio da Lei nº 1.920. Antes disso, as questões de saúde eram gerenciadas por diferentes órgãos e departamentos dispersos, e a criação do ministério trouxe uma maior organização e direcionamento para as políticas de saúde no país. Um dos objetivos principais do Ministério da Saúde é a formulação e implementação de políticas de saúde pública, a promoção de campanhas de prevenção de doenças, a regulação de serviços de saúde, a distribuição de recursos para os estados e municípios, e a coordenação das ações do Sistema Único de Saúde (SUS), que é a base do sistema de saúde pública do Brasil.

1.4.3.1 Instituto de Aposentadoria e Pensão (IAP)

Os Institutos de Aposentadorias e Pensões (IAP) foram criados no Brasil como parte de um sistema de previdência social, visando garantir a proteção social e o bem-estar dos trabalhadores durante a aposentadoria e em casos de invalidez ou morte. Esses institutos foram criados em diferentes momentos ao longo do século XX, como parte de uma evolução gradual do sistema previdenciário brasileiro.

O marco inicial desse processo ocorreu em 1923, com a criação da Caixa de Aposentadoria e Pensões dos Ferroviários (CAPF), voltada especificamente para os trabalhadores ferroviários. Esse modelo pioneiro serviu de base para a criação de outros institutos similares para diferentes categorias de trabalhadores.

Em 1930, com a Revolução que levou Getúlio Vargas ao poder, houve uma maior centralização e unificação dos sistemas de previdência existentes até então. Isso resultou na criação do Ministério do Trabalho, Indústria e Comércio, responsável pela administração dos IAP. Nesse período, foram criados diversos institutos para outras categorias profissionais, como marítimos, comerciários, industriários, entre outros.

No governo de Getúlio Vargas, também ocorreu um importante marco em 1933, com a criação do Conselho Nacional do Trabalho, que tinha como objetivo regulamentar e fiscalizar as atividades dos IAP. Além disso, em 1934, a Constituição brasileira incorporou o direito à aposentadoria aos direitos trabalhistas e criou uma base jurídica para a consolidação do sistema previdenciário.

1.5 Brasil Autoritarismo

1.5.1 Perfil Epidemiológico

Durante o período da ditadura militar no Brasil, o perfil epidemiológico do país sofreu algumas transformações e desafios específicos. A política de saúde estava sob o controle do Estado autoritário, o que influenciou as estratégias de enfrentamento das questões de saúde pública.

Durante esse período, o Brasil passou por significativas transformações socioeconômicas, incluindo o crescimento urbano acelerado e a migração de pessoas do campo para a cidade. Isso levou a desafios como a falta de infraestrutura adequada nas áreas urbanas e a manutenção das condições precárias de vida nas áreas rurais.

Apesar dos avanços na prevenção de algumas doenças, outras continuaram sendo problemas significativos. Doenças infecciosas como tuberculose, malária e doenças transmitidas por vetores ainda afetavam várias regiões do país. E o Brasil continuou enfrentando várias epidemias, incluindo surtos de dengue, sarampo e outras doenças infecciosas. O controle de epidemias nem sempre foi eficaz devido a limitações nas estratégias de saúde pública.

1.5.2 Cenário Político-Econômico

O cenário político e econômico do país foi profundamente influenciado pelo regime autoritário e pelas políticas adotadas pelo governo militar. A ditadura militar começou com um golpe militar em 31 de março de 1964, que resultou na destituição do presidente João Goulart.

O regime militar estabeleceu um governo autoritário, com amplos poderes nas mãos dos militares.

Durante a ditadura militar, houve uma concentração significativa de poder nas mãos do governo central. Decisões políticas e econômicas eram frequentemente tomadas de maneira centralizada, com intervenção direta do governo em diversos setores.

O governo militar adotou uma política econômica desenvolvimentista, com foco na industrialização e modernização do país. Foram implementados projetos de infraestrutura, como a construção de rodovias, hidrelétricas e indústrias. Para financiar os projetos de desenvolvimento, o Brasil recorreu ao endividamento externo. Isso levou a um aumento significativo da dívida externa do país, que se tornou um desafio econômico a longo prazo.

Durante a década de 1970, o Brasil experimentou um período de rápido crescimento econômico conhecido como "Milagre Econômico". Isso foi impulsionado em parte pela expansão da indústria, pelo aumento das exportações e pelos investimentos estrangeiros. Embora o "Milagre Econômico" tenha gerado crescimento, também contribuiu para aumentar a dependência do Brasil em relação aos financiamentos externos. O país enfrentou dificuldades para pagar suas dívidas externas, o que levou a problemas econômicos posteriormente.

Apesar do crescimento econômico, a desigualdade social no Brasil não diminuiu significativamente durante a ditadura militar. Grande parte dos benefícios do crescimento econômico foi concentrada em setores privilegiados da sociedade.

No final da década de 1970, a ditadura começou a enfrentar pressões internas e externas por uma abertura política. Ao mesmo tempo, a crise econômica global e a dívida externa crescente levaram a problemas econômicos sérios no Brasil. Pressionado por manifestações populares e pela crise econômica, o regime militar gradualmente iniciou um processo de redemocratização que culminou nas eleições de 1985, marcando o fim da ditadura militar.

1.5.3 Organização da Saúde

As políticas de saúde nesse período foram caracterizadas por uma abordagem limitada à saúde pública e à assistência médica, com foco em questões consideradas relevantes para a estabilidade do regime. O governo militar centralizou o controle sobre várias áreas, incluindo a saúde.

A política de saúde na ditadura militar foi caracterizada por uma abordagem centralizada e autoritária. Decisões sobre políticas e investimentos eram frequentemente tomadas de maneira vertical, sem considerar amplamente as necessidades e demandas da população. O Ministério da Saúde teve suas ações direcionadas por políticas governamentais, muitas vezes com pouca transparência e sem espaço para participação da sociedade civil.

Embora tenham ocorrido avanços em alguns setores da assistência médica, como a criação de hospitais, muitas regiões continuaram enfrentando falta de acesso a serviços de saúde de qualidade, especialmente áreas mais remotas. Houve investimento em políticas de saneamento básico e na erradicação de algumas doenças, como a malária. Campanhas de vacinação e controle de doenças endêmicas foram realizadas, mas muitas vezes com foco limitado em áreas consideradas estratégicas.

O Instituto Nacional de Previdência Social (INPS) foi criado em 1966, durante o governo do Presidente Castelo Branco. Foi instituído pela Lei nº 5.316, de 14 de setembro de 1966. Essa medida visava racionalizar e modernizar a gestão da previdência social, que até então estava fragmentada em vários IAP específicos para diferentes categorias de trabalhadores, como ferroviários, marítimos, comerciários, entre outros.

O Fundo de Assistência ao Trabalhador Rural (FUNRURAL) foi instituído em 1971, durante o governo do Presidente Emílio Garrastazu Médici, por meio da Lei nº 4.214. Ele fazia parte de uma série de políticas voltadas para a melhoria das condições de vida e trabalho no meio rural. A ideia era garantir que os trabalhadores do campo também tivessem a oportunidade de contribuir para a previdência e, consequentemente, assegurar sua proteção social.

A V Conferência Nacional de Saúde foi um evento importante na história da saúde pública do Brasil. Ela ocorreu em 1975 e teve como objetivo discutir e propor diretrizes para o sistema de saúde no país, buscando melhorias significativas na política de saúde e na assistência médica à população. A conferência foi um marco porque trouxe à tona debates fundamentais sobre o sistema de saúde brasileiro, discutindo questões como a organização dos serviços de saúde, a formação de recursos humanos, o financiamento, a relação entre o sistema público e o setor privado, entre outros temas relevantes.

O Instituto Nacional de Assistência Médica e Previdência Social (INAMPS) foi criado em 4 de agosto de 1977, durante o governo do Presidente Ernesto Geisel, por meio da Lei nº 6.439. O objetivo era unificar a gestão dos serviços de saúde oferecidos pelo Estado com a previdência social, proporcionando atendimento médico e hospitalar aos trabalhadores contribuintes da previdência, seus dependentes e a população em geral.

As Ações Integradas de Saúde (AIS) foram lançadas em 1983, durante o governo do Presidente João Figueiredo, como parte do Programa Nacional de Serviços Básicos de Saúde (PREV-SAÚDE). Essa estratégia tinha como objetivo principal levar cuidados de saúde para áreas onde os serviços eram escassos ou inexistentes, especialmente em regiões rurais e periferias urbanas. A proposta das AIS era oferecer uma abordagem abrangente e multidisciplinar, combinando ações de promoção, prevenção, tratamento e reabilitação. Elas envolviam uma série de atividades, como vacinação, atendimento médico, odontológico, planejamento familiar, educação em saúde e controle de doenças endêmicas. Além disso, as AIS buscavam envolver a comunidade local de forma ativa, promovendo a participação popular no planejamento e na execução das ações de saúde. Isso visava garantir que as necessidades específicas das comunidades fossem atendidas e que as estratégias adotadas fossem culturalmente sensíveis.

1.6 Brasil Nova República

1.6.1 Perfil Epidemiológico

No período de 1985 a 1988, que marcou a transição do regime militar para a redemocratização no Brasil, o perfil epidemiológico do país continuou a enfrentar desafios e passou por algumas mudanças em relação ao período anterior. Mesmo com a redemocratização, as doenças infecciosas e parasitárias ainda eram questões significativas de saúde pública. Doenças como malária, dengue e doenças transmitidas por vetores continuavam afetando diferentes regiões do país. A falta de saneamento básico, especialmente em áreas urbanas mais pobres, contribuía para a propagação de doenças infecciosas. A infraestrutura inadequada também continuava sendo um problema.

Durante esse período, a epidemia de HIV/AIDS começou a se expandir no Brasil. A falta de conhecimento sobre a doença, juntamente com estigmatização, apresentava desafios para o controle da disseminação do vírus.

A mortalidade infantil e a materna permaneceram preocupantes. Apesar dos esforços para melhorar os indicadores de saúde materno-infantil, muitas áreas do Brasil ainda enfrentavam dificuldades no acesso a cuidados de saúde adequados.

1.6.2 Cenário Político-Econômico

O período de 1985 a 1988 marcou o retorno à democracia no Brasil após mais de duas décadas de regime militar. Com a eleição de Tancredo Neves como presidente, houve uma abertura política gradual e a promulgação de uma nova Constituição em 1988.

A Constituição de 1988 foi um marco na história política do Brasil. Ela estabeleceu princípios fundamentais da democracia, dos direitos civis e sociais, bem como a criação de um sistema de Seguridade Social, que incluía a Saúde, a Previdência e a Assistência Social.

A economia brasileira enfrentava altos níveis de inflação durante esse período, o que afetava o poder de compra da população e a estabilidade econômica. A hiperinflação era uma preocupação constante.

Em 1986, o governo implementou o Plano Cruzado, uma tentativa de controlar a inflação por meio do congelamento de preços e salários. Embora tenha tido um impacto inicial positivo, a inflação voltou a crescer após algum tempo.

Durante esse período, o Brasil viu uma série de planos econômicos, como o Plano Bresser, o Plano Verão e o Plano Collor. Esses planos buscavam conter a inflação, mas também trouxeram instabilidade econômica e impactos diversos na população.

O governo trabalhou na implementação de reformas estruturais, incluindo a abertura econômica e a redução das barreiras comerciais. O processo de privatização também começou a ser discutido, embora tenha sido mais significativo após esse período.

O Brasil enfrentava uma dívida externa considerável, e durante esse período foram realizadas negociações para renegociar os termos da dívida com credores internacionais.

Em 1985, a pressão popular levou à aprovação da Emenda Constitucional Dante de Oliveira, que propunha eleições diretas para presidente. Embora a emenda não tenha sido aprovada no Congresso, isso marcou um importante momento de mobilização política.

O primeiro presidente da Nova República no Brasil foi José Sarney. Ele assumiu a presidência em 15 de março de 1985, marcando o início de uma nova fase na história política brasileira após o período de ditadura militar. José Sarney foi Vice-Presidente durante o governo de João Figueiredo e assumiu a presidência devido à vacância do cargo após a morte do Presidente Tancredo Neves, eleito de forma indireta.

Sarney foi um protagonista importante na transição política do país, liderando o processo de redemocratização e realizando reformas significativas. Durante seu governo, foi promulgada a nova Constituição Federal de 1988, que estabeleceu bases democráticas e os princípios do Estado de Direito para o Brasil pós-ditadura.

1.6.3 Organização da Saúde

A política de saúde também passou por mudanças importantes, com destaque para a criação do SUS. A promulgação da Constituição de 1988 foi um marco importante para a política de saúde no Brasil. A Constituição estabeleceu a saúde como um direito de todos e dever do Estado, garantindo acesso universal e igualitário às ações e aos serviços de saúde.

A Constituição de 1988 também determinou a criação do SUS, que tinha como princípios a universalidade, a integralidade e a equidade. O SUS visava oferecer assistência integral à saúde, desde a atenção básica até a alta complexidade, de forma gratuita e acessível a toda a população. Houve uma ênfase na participação da comunidade na gestão e controle das ações de saúde. Conselhos de saúde foram criados em diferentes níveis (municipal, estadual e nacional) para permitir a participação popular na definição de políticas e no acompanhamento das ações de saúde.

A política de saúde nesse período promoveu a descentralização das ações e dos serviços de saúde, transferindo responsabilidades para estados e municípios. Isso permitiu que as políticas de saúde fossem adaptadas às realidades locais. Durante esse período, houve investimentos na expansão da atenção primária à saúde e na implementação de programas de saúde voltados para áreas específicas, como saúde da mulher, saúde da criança, controle de doenças endêmicas e prevenção de doenças.

A política de saúde também enfocou a disponibilidade e o acesso universal a medicamentos essenciais, garantindo o fornecimento gratuito de medicamentos à população.

A implementação do SUS e a expansão das políticas de saúde enfrentaram desafios financeiros, uma vez que a transição para um sistema público e universal demandava recursos substanciais.

1.6.3.1 Movimento da Reforma Sanitária

O movimento da Reforma Sanitária Brasileira foi um marco histórico na busca por transformações no sistema de saúde do país. Esse movimento foi impulsionado por uma série de eventos e atores que visavam reestruturar o sistema de saúde brasileiro, culminando na criação do SUS e na consolidação de princípios de acesso universal e igualitário à saúde.

CAPÍTULO 1
HISTÓRIA DA CONSTRUÇÃO DO SISTEMA ÚNICO DE SAÚDE

O movimento teve suas raízes na década de 1970, um período marcado pela redemocratização do Brasil após a ditadura militar. Fatores como a crise econômica, a reivindicação por direitos sociais e a influência das discussões internacionais sobre saúde foram importantes para a formação desse movimento.

A concepção da Reforma Sanitária Brasileira estava baseada na ideia de um sistema de saúde que fosse público, universal, integral e participativo. A busca era por um sistema que garantisse o acesso de todos os cidadãos aos serviços de saúde, independentemente de sua condição socioeconômica.

A VIII Conferência Nacional de Saúde, realizada em 1986, foi um evento crucial para a mobilização da reforma sanitária. Nessa conferência, profissionais de saúde, acadêmicos, trabalhadores e sociedade civil debateram ações e políticas de saúde. A partir dessa conferência, emergiu uma série de propostas e diretrizes que moldariam o SUS.

A Constituição de 1988, também conhecida como Constituição Cidadã, consolidou os princípios da Reforma Sanitária Brasileira. O SUS foi estabelecido como um direito de todos e dever do Estado, garantindo acesso universal, integral e igualitário à saúde. A descentralização, a participação social e a ênfase na atenção primária foram outros pilares incorporados.

Após a promulgação da Constituição, o processo de implementação do SUS foi gradual e complexo. Foi necessário criar normas, estruturas e regulamentações para efetivar os princípios da reforma. A descentralização dos serviços de saúde para os estados e municípios, bem como a criação de mecanismos de participação popular foram passos fundamentais.

O movimento da Reforma Sanitária enfrentou desafios como a resistência de setores contrários às mudanças e a necessidade de alocar recursos para financiar o sistema. No entanto, ao longo das décadas seguintes, o SUS demonstrou avanços significativos na ampliação do acesso a serviços de saúde, redução de desigualdades e promoção de políticas preventivas e de promoção da saúde.

A Reforma Sanitária Brasileira deixou um legado duradouro ao criar o alicerce para o sistema de saúde brasileiro baseado no SUS. Seus princípios de universalidade, equidade, integralidade e participação social continuam a guiar as políticas e práticas de saúde no Brasil, representando um dos pilares do sistema de saúde público do país.

1.7 Construção do SUS: Princípios e Diretrizes

1.7.1 O que é SUS

O SUS é uma nova formulação política e organizacional para o reordenamento dos serviços e ações de saúde estabelecida pela Constituição de 1988. O SUS não é o sucessor do INAMPS e nem tampouco do SUDS. O SUS é o novo sistema de saúde que está em construção.

1.7.2 Por que Sistema Único?

Porque ele segue a mesma doutrina e os mesmos princípios organizativos em todo o território nacional, sob a responsabilidade das três esferas autônomas de governo: federal, estadual e municipal. Assim, o SUS não é um serviço ou uma instituição, mas um sistema que significa um conjunto de unidades, de serviços e ações que interagem para um fim comum. Esses elementos integrantes do sistema referem-se, ao mesmo tempo, às atividades de promoção e recuperação da saúde.

1.7.3 Qual é a doutrina do SUS?

Baseado nos preceitos constitucionais, a construção do SUS se norteia pelos seguintes princípios doutrinários:
- Universidade – a garantia de atenção à saúde, por parte do sistema, a todo e qualquer cidadão. Com a universidade, o indivíduo passa a ter acesso a todos os serviços públicos de saúde, assim como àqueles contratados pelo poder público. Saúde é direito de cidadania e dever dos governos municipal, estadual e federal.

- Equidade – é assegurar ações e serviços de todos os níveis de acordo com a complexidade que cada caso requeira, more o cidadão onde morar, sem privilégios e sem barreiras. Todo cidadão é igual perante o SUS e será atendido conforme suas necessidades, até o limite do que o sistema pode oferecer para todos.

- Integralidade – é o reconhecimento, na prática, de que:
    1) cada pessoa é um todo indivisível e integrante de uma comunidade;
    2) as ações de promoção, proteção e recuperação da saúde formam também um todo indivisível e não podem ser compartimentalizadas;
    3) as unidades prestadoras de serviço, com seus diversos graus de complexidade, formam também um todo indivisível, configurando um sistema capaz de prestar assistência integral;
    4) o homem é um ser integral, biopsicossocial, e será atendido, com esta visão holística, por um sistema de saúde também integral, voltado a promover, proteger e recuperar sua saúde.

1.7.4 Quais são os princípios que regem a organização do SUS?

- Regionalização e hierarquização – os serviços devem ser organizados em níveis de complexidade tecnológica crescente, dispostos em uma área geográfica delimitada e com a definição da população a ser atendida. Isto implica a capacidade dos serviços em oferecer a uma determinada população todas as modalidades de assistência, bem como o acesso a todo tipo de tecnologia disponível, possibilitando um grau ótimo de resolubilidade (solução de seus problemas). O acesso da população à rede deve se dar por meio dos serviços de nível primário de atenção, que devem estar qualificados para atender e resolver os principais problemas que demandam os serviços de saúde. Os demais deverão ser referenciados para os serviços de maior complexidade tecnológica. A rede de serviços, organizada de forma hierarquizada e regionalizada, permite um conhecimento maior dos problemas de saúde da população da área delimitada, favorecendo ações de vigilância epidemiológica, sanitária, controle de vetores, educação em saúde, além das ações de atenção ambulatorial e hospitalar em todos os níveis de complexidade.

- Resolubilidade – é a exigência de que, quando um indivíduo busca o atendimento ou quando surge um problema de impacto coletivo sobre a saúde, o serviço correspondente esteja capacitado para enfrentá-lo e resolvê-lo até o nível da sua competência.

- Descentralização – é entendida como uma redistribuição das responsabilidades quanto às ações e aos serviços de saúde entre os vários níveis de governo, a partir da ideia de que quanto mais perto do fato a decisão for tomada mais chance haverá de acerto. Assim, o que é abrangência de um município deve ser de responsabilidade do governo municipal; o que abrange um estado ou uma região estadual deve estar sob responsabilidade do governo estadual; e o que for de abrangência nacional será de responsabilidade federal. Deverá haver uma profunda redefinição das atribuições dos vários níveis de governo, com um nítido reforço do poder municipal sobre a saúde – é o que se chama municipalização da saúde. Aos municípios cabe, portanto, a maior responsabilidade na promoção das ações de saúde diretamente voltadas para os seus cidadãos.

- Participação dos cidadãos – é a garantia constitucional de que a população, por meio de suas entidades representativas, poderá participar do processo de formulação das políticas de saúde e do controle da sua execução, em todos os níveis, desde o federal até o local. Essa participação deve se dar nos conselhos de saúde, com representação paritária de usuários, governo, profissionais de saúde e prestadores de serviço, com poder deliberativo. Outra forma de participação são as conferências de saúde periódicas para definir prioridades e linhas de ação sobre a saúde. Deve ser também considerado como elemento do processo participativo o dever de as instituições oferecerem as informações e os conhecimentos necessários para que a população se posicione sobre as questões que dizem respeito à sua saúde.

- Complementaridade do setor privado – a Constituição definiu que, quando por insuficiência do setor público, for necessária a contratação de serviços privados, isso deve se dar sob três condições:

    1) A celebração de contrato conforme as normas de direito público, ou seja, o interesse público prevalecendo sobre o particular.

    2) A instituição privada deverá estar de acordo com os princípios básicos e as normas técnicas do SUS. Prevalecem, assim, os princípios da universalidade, da equidade etc., como se o serviço privado fosse público, uma vez que, quando contratado, atua em nome deste.

    3) A integração dos serviços privados deverá se dar na mesma lógica organizada do SUS, em termos de posição definida na rede regionalizada e hierarquizada dos serviços. Dessa forma, em cada região deverá estar claramente estabelecido, considerando-se os serviços públicos e privados contratados, quem vai fazer o que, em que nível, em que lugar. Dentre os serviços privados, devem ter preferência os serviços não lucrativos, conforme determina a Constituição. Assim, cada gestor deverá planejar primeiro o setor público e, na sequência, complementar a rede assistencial com o setor privado, com os mesmos conceitos de regionalização, hierarquização e universalização. Torna-se fundamental o estabelecimento de normas e procedimentos a serem cumpridos pelos conveniados e contratados, os quais devem constar, em anexo, dos convênios e contratos.

CAPÍTULO 2
CONSTITUIÇÃO FEDERAL DE 1988

A Constituição Federal de 1988, conhecida como a "Constituição Cidadã", é um marco fundamental na história do Brasil, refletindo a transição do país de um regime autoritário para um sistema democrático. Promulgada em 5 de outubro de 1988, ela representa o fim de um longo período de ditadura militar (1964-1985) e a consagração dos direitos fundamentais dos cidadãos brasileiros.

A promulgação da Constituição de 1988 foi o ponto culminante de um processo que teve início com a redemocratização do Brasil. O regime militar, que começou em 1964 com um golpe de estado, impôs um governo autoritário que cerceou liberdades civis, restringiu os direitos políticos e perseguiu opositores. Durante esse período, o Brasil viveu sob uma série de Atos Institucionais (como o AI-5, em 1968), que suspendiam garantias constitucionais e permitiam a repressão aos dissidentes.

A abertura política, que se iniciou de forma gradual na década de 1970, ganhou força na década de 1980, impulsionada por movimentos sociais, sindicatos e partidos políticos. A sociedade brasileira clamava por mudanças, exigindo eleições diretas e a restauração das liberdades democráticas. Um dos momentos mais marcantes dessa mobilização foi a campanha "Diretas Já", em 1984, que pressionava pela realização de eleições diretas para a presidência da República.

A pressão popular e as mudanças no cenário político resultaram na eleição indireta de Tancredo Neves, em 1985, que, embora não tenha tomado posse devido à sua morte, simbolizou a transição para a democracia. Seu vice, José Sarney, assumiu a presidência e deu continuidade ao processo de abertura política, que culminou na convocação da Assembleia Nacional Constituinte, responsável pela elaboração da nova Constituição.

CAPÍTULO 2
CONSTITUIÇÃO FEDERAL DE 1988

A Assembleia Nacional Constituinte foi instalada em 1º de fevereiro de 1987 e composta por 559 parlamentares, entre deputados federais e senadores, eleitos democraticamente. Esse processo foi marcado pela participação ativa da sociedade civil, que, por meio de emendas populares, contribuiu para a formulação do texto constitucional. Diversos setores sociais, incluindo trabalhadores, estudantes, mulheres, povos indígenas e movimentos por direitos humanos, estiveram representados e fizeram ouvir suas demandas.

A Constituinte trabalhou sob o princípio da inclusão, buscando garantir que a nova Carta Magna refletisse os desejos de uma sociedade que ansiava por mais justiça social, participação política e respeito aos direitos humanos. O resultado foi uma Constituição moderna, com um forte compromisso com os direitos fundamentais e a cidadania.

A Constituição Federal de 1988 trouxe importantes inovações que transformaram o Brasil em um Estado Democrático de Direito, baseado nos princípios de soberania, cidadania, dignidade da pessoa humana e pluralismo político. Entre os avanços mais significativos estão:

- **Direitos e garantias fundamentais:** a Constituição assegurou um amplo conjunto de direitos civis, políticos, sociais, econômicos e culturais, incluindo a liberdade de expressão, o direito à vida, à igualdade perante a lei, à segurança e à propriedade. A proteção dos direitos humanos tornou-se um dos pilares do novo ordenamento jurídico.

- **Universalização da saúde e da educação:** a criação do SUS foi uma das maiores conquistas da nova Constituição, garantindo o direito à saúde como dever do Estado. Além disso, o direito à educação foi ampliado, com a previsão de ensino fundamental obrigatório e gratuito para todos.

- **Democracia participativa:** a Constituição de 1988 também trouxe mecanismos de democracia participativa, como o plebiscito, o referendo e a iniciativa popular de leis, permitindo que a população pudesse ter uma participação mais direta nas decisões políticas.

- **Seguridade social:** outro avanço importante foi a criação do sistema de seguridade social, que abrange a previdência social, a assistência social e a saúde, garantindo proteção aos trabalhadores e às pessoas em situação de vulnerabilidade.

- **Proteção ao meio ambiente:** a preocupação com o meio ambiente também ganhou destaque, com a Constituição estabelecendo que todos têm o direito a um meio ambiente ecologicamente equilibrado e impondo ao poder público e à coletividade o dever de defendê-lo e preservá-lo para as gerações futuras.

- **Valorização da diversidade e direitos das minorias:** a Constituição de 1988 reconheceu a pluralidade étnica e cultural do Brasil, garantindo direitos aos povos indígenas e às comunidades quilombolas, além de promover a igualdade de gênero e a proteção contra a discriminação racial e social.

A Constituição Federal de 1988 representa, acima de tudo, a consagração do Estado Democrático de Direito no Brasil. Ela não apenas encerrou oficialmente o período autoritário, mas também estabeleceu as bases para uma democracia participativa e inclusiva, na qual os direitos fundamentais dos cidadãos são protegidos e respeitados.

Sua importância reside também no fato de ter promovido uma profunda transformação social, buscando reduzir desigualdades históricas e oferecer oportunidades mais equitativas a todos os brasileiros. Por meio de suas disposições, o Brasil deu um passo significativo em direção à consolidação da democracia, à promoção dos direitos humanos e ao desenvolvimento social e econômico do país.

A Constituição de 1988 continua sendo um referencial de estabilidade e legalidade, mesmo diante de crises políticas e econômicas. Seu legado perdura como um símbolo de resistência, cidadania e esperança em um futuro mais justo e democrático para o Brasil.

A Constituição Federal de 1988 trouxe uma revolução no campo da saúde no Brasil ao estabelecer a saúde como um direito de todos e um dever do Estado. Esse princípio fundamental está consagrado no art. 196 da Carta Magna, que determina que o acesso à saúde deve ser universal e igualitário, sem discriminação de qualquer tipo. A criação do SUS foi uma das grandes conquistas trazidas pela Constituição, garantindo que todos os cidadãos brasileiros possam ter acesso a serviços de saúde, independentemente de sua condição socioeconômica.

CAPÍTULO 2
CONSTITUIÇÃO FEDERAL DE 1988

O SUS foi concebido para ser um sistema descentralizado, com a participação de municípios, dos estados e da União, e com controle social, permitindo a participação direta da sociedade na gestão das políticas públicas de saúde. Além disso, a Constituição de 1988 reconheceu a importância da prevenção e da promoção da saúde, determinando que o Estado deve atuar em diversas frentes, desde ações de vigilância sanitária até campanhas educativas e promoção de ambientes saudáveis.

A saúde passou a ser entendida não apenas como a ausência de doença, mas como um bem-estar físico, mental e social, promovendo um conceito ampliado que integra aspectos sociais, econômicos e ambientais. Por fim, a Constituição também destacou a necessidade de financiamento adequado para a saúde pública, estabelecendo que o Estado deve destinar recursos suficientes para garantir o pleno funcionamento do SUS e a proteção da saúde como direito fundamental de todos os brasileiros.

Este livro irá comentar os principais artigos, parágrafos e incisos ligados à saúde, que a autora acha importantes, com a finalidade de mostrar o macro da nossa legislação.

Art. 194. A seguridade social compreende um conjunto integrado de ações de iniciativa dos Poderes Públicos e da sociedade, destinadas a assegurar os direitos relativos à saúde, à previdência e à assistência social.

Parágrafo único. Compete ao Poder Público, nos termos da lei, organizar a seguridade social, com base nos seguintes objetivos:

I – universalidade da cobertura e do atendimento; (...)

> **Comentário:** Este princípio visa garantir que todos os cidadãos brasileiros, independentemente de sua origem, *status* socioeconômico ou localização geográfica, tenham acesso igualitário aos serviços de saúde, previdência e assistência social. Para alcançar esse objetivo, o sistema de seguridade social do Brasil foi projetado para ser aberto a todos os cidadãos, independentemente de sua capacidade de contribuir financeiramente.

II – uniformidade e equivalência dos benefícios e serviços às populações urbanas e rurais; (...)

Comentário: O inciso tem como objetivo garantir que os cidadãos que vivem em áreas urbanas e rurais tenham acesso igualitário a todos os benefícios e serviços providos pelo sistema de seguridade social do país. Isso significa que as pessoas que vivem em áreas rurais devem ter acesso às mesmas prestações e serviços que as pessoas nas áreas urbanas. Isso se aplica a todos os aspectos da seguridade social, como saúde, previdência social e assistência social. Por exemplo, as políticas de saúde pública devem ser igualmente abrangentes e acessíveis em todo o território brasileiro, independentemente de alguém viver na cidade ou no campo.

III – seletividade e distributividade na prestação dos benefícios e serviços; (...)

Comentário: O princípio da seletividade refere-se à capacidade do sistema de seguridade social de selecionar os beneficiários com base em critérios específicos. Em outras palavras, ele permite que o Estado priorize grupos mais vulneráveis e em situação de maior necessidade na concessão de benefícios e serviços. Isso significa que aqueles que precisam mais de assistência recebem um suporte mais abrangente e eficaz. Por outro lado, a distributividade se relaciona com a justa distribuição dos recursos e serviços disponíveis. Ela busca garantir que os benefícios sejam distribuídos de maneira equitativa entre a população, evitando concentrações de recursos em determinados grupos. Esse princípio visa reduzir as desigualdades sociais e econômicas, promovendo uma sociedade mais justa e inclusiva.

IV – irredutibilidade do valor dos benefícios; (...)

Comentário: Este princípio assegura que os benefícios concedidos aos cidadãos, como aposentadorias, pensões e outros auxílios, não sejam reduzidos de maneira arbitrária ou injusta ao longo do tempo. Esse compromisso com a irredutibilidade reflete a preocupação com a estabilidade financeira e a dignidade das pessoas que dependem desses benefícios. Garante que, após anos de contribuição para o sistema previdenciário, os cidadãos possam contar com uma renda segura e previsível na aposentadoria ou em situações de necessidade.

V – equidade na forma de participação no custeio; (...)

Comentário: Este princípio se refere à ideia de que o financiamento do sistema de seguridade social deve ser justo e igualitário, de modo que cada cidadão contribua de acordo com sua capacidade financeira. Esse princípio reflete a preocupação em evitar que o ônus do custeio recaia de maneira desproporcional sobre determinados grupos da sociedade. Em vez disso, busca-se estabelecer um sistema em que todos contribuam de forma justa, levando em consideração sua capacidade econômica.

VI – diversidade da base de financiamento, identificando-se, em rubricas contábeis específicas para cada área, as receitas e as despesas vinculadas a ações de saúde, previdência e assistência social, preservado o caráter contributivo da previdência social; (...)

Comentário: A diversidade da base de financiamento significa que o sistema de seguridade social deve contar com várias fontes de receita, incluindo contribuições dos trabalhadores, dos empregadores e do governo. Isso ajuda a garantir que o sistema seja financeiramente sustentável e capaz de fornecer benefícios e serviços de alta qualidade aos cidadãos. Além disso, a identificação de rubricas contábeis específicas para cada área (saúde, previdência e assistência social) permite um acompanhamento claro e transparente dos recursos financeiros destinados a cada uma dessas áreas. Isso é fundamental para garantir a alocação adequada de recursos e evitar desvios financeiros que possam prejudicar a eficácia do sistema.

A preservação do caráter contributivo da previdência social significa que os benefícios previdenciários são financiados pelas contribuições dos trabalhadores e empregadores que participam do sistema. Isso garante que aqueles que contribuem ao longo de suas vidas laborais tenham direito a benefícios proporcionais quando se aposentarem. Essa abordagem contributiva promove a responsabilidade individual e a equidade no sistema previdenciário.

VII – caráter democrático e descentralizado da administração, mediante gestão quadripartite, com participação dos trabalhadores, dos empregadores, dos aposentados e do Governo nos órgãos colegiados.

Comentário: O "caráter democrático" significa que as decisões relacionadas à seguridade social devem ser tomadas de forma transparente e com a participação de representantes dos trabalhadores, dos empregadores, dos aposentados e do governo. Isso garante que as políticas e os programas sejam formulados com base em consenso e considerando as perspectivas de todos os envolvidos.

A "gestão quadripartite" implica que quatro partes principais estão envolvidas na administração e tomada de decisões relacionadas à seguridade social. Essas partes são os representantes dos trabalhadores, dos empregadores, dos aposentados e o próprio governo. Esse modelo de gestão promove a inclusão de diferentes pontos de vista e interesses, ajudando a evitar decisões unilaterais ou desequilibradas.

Art. 195. A seguridade social será financiada por toda a sociedade, de forma direta e indireta, nos termos da lei, mediante recursos provenientes dos orçamentos da União, dos Estados, do Distrito Federal e dos Municípios, e das seguintes contribuições sociais:

I – do empregador, da empresa e da entidade a ela equiparada na forma da lei, incidentes sobre:

a) a folha de salários e demais rendimentos do trabalho pagos ou creditados, a qualquer título, à pessoa física que lhe preste serviço, mesmo sem vínculo empregatício;

b) a receita ou o faturamento;

c) o lucro; (...)

Comentário: A abordagem de financiamento direto e indireto envolve toda a sociedade, incluindo empresas e trabalhadores, no apoio aos sistemas de seguridade social. Isso ajuda a garantir que os recursos sejam arrecadados de maneira equitativa e que todos os setores da sociedade contribuam para a proteção social.

II – do trabalhador e dos demais segurados da previdência social, podendo ser adotadas alíquotas progressivas de acordo com o valor do salário de contribuição, não incidindo contribuição sobre aposentadoria e pensão concedidas pelo Regime Geral de Previdência Social; (...)

> **Comentário:** Uma característica importante desta disposição é a possibilidade de adotar alíquotas progressivas de acordo com o valor do salário de contribuição. Isso significa que as alíquotas de contribuição podem variar de acordo com a renda do trabalhador, de forma que aqueles com rendas mais altas contribuem proporcionalmente mais para o sistema. Essa abordagem progressiva busca promover a equidade no financiamento e aliviar a carga sobre os trabalhadores com salários mais baixos.

III – sobre a receita de concursos de prognósticos; (...)

> **Comentário:** Esta disposição constitucional determina que parte da receita gerada por jogos de azar, como loterias e apostas esportivas, seja destinada para financiar programas e benefícios relacionados à seguridade social.

IV – do importador de bens ou serviços do exterior, ou de quem a lei a ele equiparar.

> **Comentário:** Esta disposição constitucional estabelece que o importador de bens ou serviços do exterior, bem como aqueles que a lei equiparar a essa categoria, têm a responsabilidade de contribuir para o financiamento da seguridade social no Brasil. Essa contribuição é uma forma adicional de financiamento para o sistema de seguridade social. Ela reconhece que empresas e indivíduos que importam bens ou serviços do exterior também fazem parte da economia brasileira e, portanto, devem contribuir para garantir a sustentabilidade dos programas e benefícios da seguridade social.

§ 1º As receitas dos Estados, do Distrito Federal e dos Municípios destinadas à seguridade social constarão dos respectivos orçamentos, não integrando o orçamento da União.

§ 2º A proposta de orçamento da seguridade social será elaborada de forma integrada pelos órgãos responsáveis pela saúde, previdência social e assistência social, tendo em vista as metas e prioridades estabelecidas na lei de diretrizes orçamentárias, assegurada a cada área a gestão de seus recursos.

> **Comentário:** A elaboração integrada da proposta de orçamento da seguridade social no Brasil busca garantir a coordenação eficaz entre as áreas de saúde, previdência social e assistência social. Isso permite a alocação de recursos de forma estratégica e alinhada com as prioridades nacionais, ao mesmo tempo em que preserva a gestão autônoma de cada área para atender às necessidades específicas da população.

§ 3º A pessoa jurídica em débito com o sistema da seguridade social, como estabelecido em lei, não poderá contratar com o Poder Público nem dele receber benefícios ou incentivos fiscais ou creditícios.

§ 4º A lei poderá instituir outras fontes destinadas a garantir a manutenção ou expansão da seguridade social, obedecido o disposto no art. 154, I.

§ 5º Nenhum benefício ou serviço da seguridade social poderá ser criado, majorado ou estendido sem a correspondente fonte de custeio total.

§ 6º As contribuições sociais de que trata este artigo só poderão ser exigidas após decorridos noventa dias da data da publicação da lei que as houver instituído ou modificado, não se lhes aplicando o disposto no art. 150, III, "b".

§ 7º São isentas de contribuição para a seguridade social as entidades beneficentes de assistência social que atendam às exigências estabelecidas em lei.

§ 8º O produtor, o parceiro, o meeiro e o arrendatário rurais e o pescador artesanal, bem como os respectivos cônjuges, que exerçam suas atividades em regime de economia familiar, sem empregados permanentes, contribuirão para a seguridade social mediante a aplicação de uma alíquota sobre o resultado da comercialização da produção e farão jus aos benefícios nos termos da lei.

§ 9º As contribuições sociais previstas no inciso I do caput deste artigo poderão ter alíquotas diferenciadas em razão da atividade econômica, da utilização intensiva de mão de obra, do porte da empresa ou da condição estrutural do mercado de trabalho, sendo também autorizada a adoção de bases de cálculo diferenciadas apenas no caso das alíneas "b" e "c" do inciso I do caput.

§ 10 A lei definirá os critérios de transferência de recursos para o sistema único de saúde e ações de assistência social da União para os Estados, o Distrito Federal e os Municípios, e dos Estados para os Municípios, observada a respectiva contrapartida de recursos.

§ 11 São vedados a moratória e o parcelamento em prazo superior a 60 (sessenta) meses e, na forma de lei complementar, a remissão e a anistia das contribuições sociais de que tratam a alínea "a" do inciso I e o inciso II do caput.

§ 12 A lei definirá os setores de atividade econômica para os quais as contribuições incidentes na forma dos incisos I, b, e IV do caput, serão não-cumulativas.

§ 13 (Revogado).

§ 14 O segurado somente terá reconhecida como tempo de contribuição ao Regime Geral de Previdência Social a competência cuja contribuição seja igual ou superior à contribuição mínima mensal exigida para sua categoria, assegurado o agrupamento de contribuições.

Art. 196. A saúde é direito de todos e dever do Estado, garantido mediante políticas sociais e econômicas que visem à redução do risco de doença e de outros agravos e ao acesso universal e igualitário às ações e serviços para sua promoção, proteção e recuperação.

> **Comentário:** O direito à saúde significa que cada indivíduo tem o direito inalienável de ter acesso a serviços de saúde de qualidade, independentemente de sua condição econômica, social ou de saúde. Isso implica que o Estado deve fornecer políticas sociais e econômicas que visem a redução dos riscos de doenças e outros agravos à saúde da população. Além disso, o acesso universal e igualitário a ações e serviços de saúde é um princípio fundamental. Isso significa que todos os cidadãos devem ter a mesma oportunidade de receber cuidados de saúde, sem discriminação ou desigualdades. O sistema de saúde deve ser projetado para atender às necessidades de todos, promovendo a igualdade no acesso aos serviços de promoção, proteção e recuperação da saúde.

Art. 197. São de relevância pública as ações e serviços de saúde, cabendo ao Poder Público dispor, nos termos da lei, sobre sua regulamentação, fiscalização e controle, devendo sua execução ser feita diretamente ou através de terceiros e, também, por pessoa física ou jurídica de direito privado.

> **Comentário:** "De relevância pública" é uma expressão que se refere a questões, assuntos ou ações que têm importância, significado ou impacto significativo para a sociedade como um todo. Quando algo é considerado de relevância pública, isso significa que não afeta apenas indivíduos ou grupos específicos, mas tem implicações mais amplas que afetam a coletividade. A saúde pública é considerada uma questão de relevância pública, pois a qualidade do sistema de saúde afeta diretamente a vida e o bem-estar de todos os cidadãos. Da mesma forma, a segurança pública é outra questão de relevância pública, pois a proteção dos cidadãos contra crimes e ameaças é fundamental para a sociedade como um todo.

Art. 198. As ações e serviços públicos de saúde integram uma rede regionalizada e hierarquizada e constituem um sistema único, organizado de acordo com as seguintes diretrizes: (...)

> **Comentário:** Uma "rede regionalizada e hierarquizada" é um modelo de organização de serviços de saúde que visa garantir o acesso equitativo e eficiente à assistência médica em diferentes

regiões geográficas. Esse modelo é frequentemente adotado em sistemas de saúde para otimizar a distribuição de recursos e a prestação de cuidados de saúde:

1. Regionalizada: isso significa que a rede de serviços de saúde é dividida em regiões geográficas ou áreas específicas. Cada região é designada para atender a uma população específica. Essa abordagem permite que os serviços de saúde sejam adaptados às necessidades e características de cada região, levando em consideração fatores como densidade populacional, epidemiologia local e acesso geográfico.

2. Hierarquizada: a hierarquização se refere à organização dos serviços de saúde em diferentes níveis de complexidade e especialização. Esses níveis são organizados em uma hierarquia, geralmente com três níveis principais: atenção primária, atenção secundária e atenção terciária. A atenção primária é a porta principal de entrada para o sistema de saúde e lida com cuidados básicos e preventivos. A atenção secundária envolve serviços mais especializados, como hospitais regionais, e a atenção terciária é voltada para cuidados altamente especializados em hospitais de referência.

No contexto de uma rede regionalizada e hierarquizada de saúde, a ideia é que a atenção primária seja amplamente disponível em todas as regiões, atendendo às necessidades básicas da população. Casos mais complexos são encaminhados para níveis mais especializados de atenção, conforme necessário. Isso ajuda a otimizar o uso de recursos, garantindo que pacientes recebam a assistência apropriada e evitando sobrecargas nos serviços de alta complexidade. Essa abordagem também promove a equidade no acesso aos serviços de saúde, uma vez que as pessoas em áreas remotas ou menos desenvolvidas têm acesso à atenção primária próxima de casa, e somente casos mais graves são encaminhados para centros de referência.

I – descentralização, com direção única em cada esfera de governo; (...)

Comentário: A "descentralização com direção única" busca equilibrar a autonomia dos governos regionais e locais com a necessidade de coordenação e coesão nas políticas e programas em todo o país. Isso permite que as comunidades locais tenham voz nas decisões que afetam suas vidas, ao mesmo tempo em que mantêm a coesão e a unidade do país como um todo.

1. Descentralização: refere-se à delegação de poderes e responsabilidades do governo central (nível federal) para os governos regionais (nível estadual) e locais (nível municipal). Isso significa que certas funções e decisões são transferidas para as esferas de governo mais próximas das comunidades e dos cidadãos. A descentralização pode abranger áreas como saúde, educação, transporte, entre outras.

2. Direção única em cada esfera de governo: isto implica que, embora as responsabilidades sejam descentralizadas, cada esfera de governo tem sua própria autoridade e comando sobre as áreas e serviços que lhe foram atribuídos. Cada nível de governo estabelece suas políticas, regulamentações e diretrizes de acordo com suas necessidades e realidades locais, desde que esteja alinhado com as leis nacionais e os objetivos gerais do país.

Essa abordagem também facilita a adaptação das políticas públicas às diferenças regionais e locais, levando em consideração as necessidades específicas de cada área geográfica. Ao mesmo tempo, ela requer mecanismos eficazes de coordenação e colaboração entre os diferentes níveis de governo para garantir que os objetivos nacionais sejam alcançados.

II – atendimento integral, com prioridade para as atividades preventivas, sem prejuízo dos serviços assistenciais; (...)

Comentário: Esta abordagem visa criar um sistema de saúde equilibrado, no qual a prevenção é valorizada como forma de evitar doenças antes que ocorram, ao mesmo tempo em que se mantém a capacidade de oferecer cuidados médicos quando necessário. Ao dar prioridade à prevenção, os sistemas de saúde podem economizar recursos, melhorar a qualidade de vida da população e reduzir a carga de doenças. Isso é importante para promover a saúde a longo prazo e tornar o sistema de saúde mais eficiente e sustentável.

III – participação da comunidade.

Comentário: É um conceito que se refere ao ativo envolvimento, colaboração e contribuição das pessoas que compõem uma determinada comunidade em questões que afetam suas vidas, seu ambiente e seu bem-estar. A participação da comunidade é vista como um componente essencial para o desenvolvimento sustentável, a governança eficaz e a melhoria das condições de vida em comunidades locais. Ela capacita as pessoas a terem voz ativa em questões que impactam suas vidas e a contribuir para soluções que atendam às suas necessidades e aspirações.

§ 1º O sistema único de saúde será financiado, nos termos do art. 195, com recursos do orçamento da seguridade social, da União, dos Estados, do Distrito Federal e dos Municípios, além de outras fontes.

§ 2º A União, os Estados, o Distrito Federal e os Municípios aplicarão, anualmente, em ações e serviços públicos de saúde recursos mínimos derivados da aplicação de percentuais calculados sobre:

I – no caso da União, a receita corrente líquida do respectivo exercício financeiro, não podendo ser inferior a 15% (quinze por cento);

II – no caso dos Estados e do Distrito Federal, o produto da arrecadação dos impostos a que se refere o art. 155 e dos recursos de que tratam os arts. 157 e 159, inciso I, alínea a, e inciso II, deduzidas as parcelas que forem transferidas aos respectivos Municípios;

III – no caso dos Municípios e do Distrito Federal, o produto da arrecadação dos impostos a que se refere o art. 156 e dos recursos de que tratam os arts. 158 e 159, inciso I, alínea b e § 3º.

§ 3º Lei complementar, que será reavaliada pelo menos a cada cinco anos, estabelecerá:

I – os percentuais de que tratam os incisos II e III do § 2º;

II – os critérios de rateio dos recursos da União vinculados à saúde destinados aos Estados, ao Distrito Federal e aos Municípios, e dos Estados destinados a seus respectivos Municípios, objetivando a progressiva redução das disparidades regionais;

III – as normas de fiscalização, avaliação e controle das despesas com saúde nas esferas federal, estadual, distrital e municipal;

IV – (revogado).

> **Comentário:** A lei à qual o artigo se refere é a Lei Complementar nº 141, que foi criada em 13 de janeiro de 2012: uma legislação federal brasileira que estabelece regras específicas para a aplicação de recursos públicos na área da saúde. É uma parte importante do arcabouço legal que rege o SUS no Brasil. Ela busca garantir que os recursos públicos sejam aplicados de forma transparente, eficiente e equitativa na área da saúde, assegurando o direito à saúde da população brasileira, conforme estabelecido na Constituição Federal.

§ 4º Os gestores locais do Sistema Único de Saúde poderão admitir agentes comunitários de saúde e agentes de combate às endemias por meio de processo seletivo público, de acordo com a natureza e complexidade de suas atribuições e requisitos específicos para sua atuação.

§ 5º Lei federal disporá sobre o regime jurídico, o piso salarial profissional nacional, as diretrizes para os Planos de Carreira e a regulamentação das atividades de agente comunitário de saúde e agente de combate às endemias, competindo à União, nos termos da lei, prestar assistência financeira complementar aos Estados, ao Distrito Federal e aos Municípios, para o cumprimento do referido piso salarial.

§ 6º Além das hipóteses previstas no § 1º do art. 41 e no § 4º do art. 169 da Constituição Federal, o servidor que exerça funções equivalentes às de agente comunitário de saúde ou de agente de combate às endemias poderá perder o cargo em caso de descumprimento dos requisitos específicos, fixados em lei, para o seu exercício.

§ 7º O vencimento dos agentes comunitários de saúde e dos agentes de combate às endemias fica sob responsabilidade da União, e cabe aos Estados, ao Distrito Federal e aos Municípios estabelecer, além de outros consectários e vantagens, incentivos, auxílios, gratificações e indenizações, a fim de valorizar o trabalho desses profissionais. (Incluído pela Emenda Constitucional nº 120, de 2022.)

§ 8º Os recursos destinados ao pagamento do vencimento dos agentes comunitários de saúde e dos agentes de combate às endemias serão consignados no orçamento geral da União com dotação própria e exclusiva. (Incluído pela Emenda Constitucional nº 120, de 2022.)

§ 9º O vencimento dos agentes comunitários de saúde e dos agentes de combate às endemias não será inferior a 2 (dois) salários mínimos, repassados pela União aos Municípios, aos Estados e ao Distrito Federal. (Incluído pela Emenda Constitucional nº 120, de 2022.)

§ 10 Os agentes comunitários de saúde e os agentes de combate às endemias terão também, em razão dos riscos inerentes às funções desempenhadas, aposentadoria especial e, somado aos seus vencimentos, adicional de insalubridade. (Incluído pela Emenda Constitucional nº 120, de 2022.)

§ 11 Os recursos financeiros repassados pela União aos Estados, ao Distrito Federal e aos Municípios para pagamento do vencimento ou de qualquer outra vantagem dos agentes comunitários de saúde e dos agentes de combate às endemias não serão objeto de inclusão no cálculo para fins do limite de despesa com pessoal. (Incluído pela Emenda Constitucional nº 120, de 2022.)

> **Comentário:** A profissão de Agente Comunitário de Saúde começou com o Programa de Agentes Comunitários de Saúde (PACS), que foi lançado em 1991 como um projeto-piloto em algumas cidades brasileiras. Esse programa tinha o objetivo de capacitar agentes de saúde locais para atuar como mediadores entre as comunidades e os serviços

de saúde. Esses agentes eram recrutados nas próprias comunidades, o que os tornava conhecedores das necessidades e da cultura locais. Com os bons resultados do PACS e a percepção de que se precisava de uma equipe ampliada, foi criado em 1994 o Programa Saúde da Família (PSF), que desempenhou um papel importante na consolidação dos Agentes Comunitários de Saúde (ACS). O PSF promoveu a atuação dos ACS em equipes multiprofissionais, que incluem médicos, enfermeiros, dentistas e outros profissionais de saúde, para prestar atendimento integral à saúde em comunidades locais.

Em 2022, o Congresso Nacional promulgou a Emenda Constitucional nº 120, que trata da política remuneratória e da valorização dos profissionais que exercem atividades de agente comunitário de saúde e de agente de combate às endemias.

O texto da emenda estabelece um piso salarial nacional de dois salários mínimos para a categoria, e também prevê adicional de insalubridade e aposentadoria especial, devido aos riscos inerentes às funções desempenhadas. A emenda também determina que estados, Distrito Federal e municípios deverão estabelecer outras vantagens, incentivos, auxílios, gratificações e indenizações a fim de valorizar o trabalho desses profissionais.

Além disso, fica estabelecido que os vencimentos dos agentes serão pagos pela União e que os valores para esse pagamento serão consignados no orçamento com dotação própria e específica. Conforme o novo texto constitucional, os recursos financeiros repassados pela União aos estados, ao Distrito Federal e aos municípios para pagamento do vencimento ou de qualquer outra vantagem dos agentes comunitários de saúde e dos agentes de combate às endemias não serão objeto de inclusão no cálculo para fins do limite de despesa com pessoal.

§ 12 Lei federal instituirá pisos salariais profissionais nacionais para o enfermeiro, o técnico de enfermagem, o auxiliar de enfermagem e a parteira, a serem observados por pessoas jurídicas de direito público e de direito privado. (Incluído pela Emenda Constitucional nº 124, de 2022.)

§ 13 A União, os Estados, o Distrito Federal e os Municípios, até o final do exercício financeiro em que for publicada a lei de que trata o § 12 deste artigo, adequarão a remuneração dos cargos ou dos respectivos planos de carreiras, quando houver, de modo a atender aos pisos estabelecidos para cada categoria profissional. (Incluído pela Emenda Constitucional nº 124, de 2022.)

§ 14 Compete à União, nos termos da lei, prestar assistência financeira complementar aos Estados, ao Distrito Federal e aos Municípios e às entidades filantrópicas, bem como aos prestadores de serviços contratualizados que atendam, no mínimo, 60% (sessenta por cento) de seus pacientes pelo Sistema Único de Saúde, para o cumprimento dos pisos salariais de que trata o § 12 deste artigo. (Incluído pela Emenda Constitucional nº 127, de 2022.)

§ 15 Os recursos federais destinados aos pagamentos da assistência financeira complementar aos Estados, ao Distrito Federal e aos Municípios e às entidades filantrópicas, bem como aos prestadores de serviços contratualizados que atendam, no mínimo, 60% (sessenta por cento) de seus pacientes pelo Sistema Único de Saúde, para o cumprimento dos pisos salariais de que trata o § 12 deste artigo serão consignados no orçamento geral da União com dotação própria e exclusiva. (Incluído pela Emenda Constitucional nº 127, de 2022.)

> **Comentário:** Em julho de 2022, o Congresso promulgou a Emenda Constitucional nº 124, que estabelecia um piso salarial para a categoria em nível nacional. Em agosto de 2022, foi aprovado o piso nacional da enfermagem (Lei nº 14.434, de 2022), do Senador Fabiano Contarato (PT-ES), de acordo com o que prevê a emenda.
>
> Com a vigência da lei, os valores mínimos mensais que a iniciativa privada ou pública deve pagar aos enfermeiros é de R$ 4.750,00. Os técnicos de enfermagem não podem receber menos de R$ 3.325,00, e os auxiliares de enfermagem e as parteiras, R$ 2.375,00.

No mês seguinte, o Supremo Tribunal Federal (STF) suspendeu a aplicação da lei, com a alegação de que o Congresso não apontou a fonte dos recursos para os gastos relativos aos pagamentos de profissionais da saúde pública. Essa é uma exigência da Lei de Responsabilidade Fiscal – LRF (Lei Complementar nº 101, de 2000).

Em dezembro de 2022, as Mesas do Senado e da Câmara dos Deputados promulgaram a Emenda Constitucional nº 127, que prevê repasse a ser realizado pela União aos entes federados, tendo o Fundo Social como a origem dos valores para cumprir com o piso salarial.

Art. 199. A assistência à saúde é livre à iniciativa privada.

Comentário: Este princípio reflete um dos pilares do SUS, que busca garantir o acesso universal à saúde de forma pública e gratuita, mas também reconhece a importância da atuação da iniciativa privada no setor de saúde. A liberdade à iniciativa privada na assistência à saúde é um princípio constitucional que reconhece a diversidade de prestadores de serviços no setor de saúde brasileiro. Isso permite que os cidadãos tenham opções, mas a principal responsabilidade de garantir o acesso universal à saúde recai sobre o SUS. A convivência desses dois setores é um aspecto fundamental do sistema de saúde do Brasil.

§ 1º As instituições privadas poderão participar de forma complementar do Sistema Único de Saúde, segundo diretrizes deste, mediante contrato de direito público ou convênio, tendo preferência as entidades filantrópicas e as sem fins lucrativos.

Comentário: É muito comum em provas de concurso as questões afirmarem que a participação privada é suplementar e não complementar. Algo que é complementar tende a ser uma parte integrante ou essencial de algo, enquanto algo que é suplementar é uma adição extra que pode melhorar ou ampliar, mas não é necessariamente indispensável. A inclusão das instituições privadas como colaboradoras complementares do SUS visa aproveitar os recursos e a capacidade instalada do setor privado para melhorar o acesso à saúde. Isso é particularmente relevante em um país de dimensões continentais como o Brasil.

Em resumo, a participação complementar das instituições privadas no SUS é uma estratégia importante para fortalecer o sistema de saúde no Brasil. Essa colaboração permite ampliar a capacidade de atendimento à saúde da população, desde que seja feita de maneira regulamentada e transparente, garantindo o acesso igualitário a todos os cidadãos brasileiros.

§ 2º É vedada a destinação de recursos públicos para auxílios ou subvenções às instituições privadas com fins lucrativos.

> **Comentário:** Auxílios ou subvenções às instituições privadas são transferências de recursos públicos, geralmente financeiros, feitas pelo governo para organizações, entidades ou instituições privadas com o objetivo de apoiar ou complementar a realização de determinadas atividades, projetos ou programas de interesse público. Exemplos de auxílios ou subvenções às instituições privadas incluem bolsas de pesquisa, financiamento para instituições de ensino privadas que oferecem bolsas de estudo, subsídios para organizações sem fins lucrativos que prestam serviços sociais, entre outros.

§ 3º É vedada a participação direta ou indireta de empresas ou capitais estrangeiros na assistência à saúde no País, salvo nos casos previstos em lei.

> **Comentário:** A legislação relacionada ao capital estrangeiro na área de saúde no Brasil é regida principalmente pela Lei nº 13.097, de 19 de janeiro de 2015. Esta lei trouxe alterações significativas na regulamentação do capital estrangeiro no setor de saúde brasileiro. Ela flexibilizou as regras para a entrada de investimento estrangeiro direto na área, permitindo que empresas com até 100% de capital estrangeiro atuem em hospitais, clínicas e serviços de saúde em território brasileiro. Antes dessa lei, havia limitações quanto à participação estrangeira em hospitais e serviços de saúde no Brasil. Esta lei modifica a Lei nº 8.080/1990.

§ 4º A lei disporá sobre as condições e os requisitos que facilitem a remoção de órgãos, tecidos e substâncias humanas para fins de transplante, pesquisa e tratamento, bem como a coleta, processamento e transfusão de sangue e seus derivados, sendo vedado todo tipo de comercialização.

> **Comentário:** Este dispositivo constitucional revela a preocupação do Estado brasileiro em assegurar que a doação de órgãos, tecidos e substâncias humanas, assim como a coleta, o processamento e a transfusão de sangue, ocorram de forma ética e segura. Ao determinar que a lei estabeleça critérios e requisitos para essas práticas, a Constituição busca garantir o respeito à dignidade humana e à integridade física, além de coibir qualquer forma de comércio ou exploração do corpo humano.
>
> A vedação de toda espécie de comercialização é fundamental para impedir a mercantilização da vida e prevenir abusos ou desigualdades no acesso a procedimentos de saúde como transplantes e transfusões, de maneira que prevaleçam princípios de solidariedade, justiça e equidade. Desse modo, a norma constitucional evidencia o compromisso com a proteção da saúde pública e a garantia de direitos fundamentais.

Art. 200. Ao Sistema Único de Saúde compete, além de outras atribuições, nos termos da lei:

I – controlar e fiscalizar procedimentos, produtos e substâncias de interesse para a saúde e participar da produção de medicamentos, equipamentos, imunobiológicos, hemoderivados e outros insumos;

II – executar as ações de vigilância sanitária e epidemiológica, bem como as de saúde do trabalhador;

III – ordenar a formação de recursos humanos na área de saúde;

IV – participar da formulação da política e da execução das ações de saneamento básico;

V – incrementar, em sua área de atuação, o desenvolvimento científico e tecnológico e a inovação;

VI – fiscalizar e inspecionar alimentos, compreendido o controle de seu teor nutricional, bem como bebidas e águas para consumo humano;

VII – participar do controle e fiscalização da produção, transporte, guarda e utilização de substâncias e produtos psicoativos, tóxicos e radioativos;

VIII – colaborar na proteção do meio ambiente, nele compreendido o do trabalho.

> **Comentário:** O dispositivo reafirma a responsabilidade do SUS em garantir condições adequadas de saúde para toda a população, ao mesmo tempo em que estabelece a obrigatoriedade de fiscalizar fatores externos que podem interferir na qualidade de vida, como o meio ambiente e o ambiente de trabalho. Esse conjunto de competências reforça o papel do Estado na construção de um sistema de saúde inclusivo, seguro e sustentável.

No QR code abaixo, encontra-se o texto completo da Constituição Federal de 1988.

CAPÍTULO 3
LEIS ORGÂNICAS DA SAÚDE

As leis orgânicas da saúde desempenham um papel vital na operacionalização do direito à saúde, conforme estabelecido pela Constituição Federal de 1988. Elas são fundamentais para assegurar que os princípios constitucionais, como a universalidade, a integralidade e a equidade do SUS sejam de fato implementadas no cotidiano das políticas públicas de saúde. Entre essas leis, destaca-se a Lei nº 8.080/1990, que é considerada o marco regulatório da saúde pública no Brasil. Essa lei define o funcionamento, a organização e as competências do SUS, estabelecendo diretrizes para a atuação integrada dos três níveis de governo (federal, estadual e municipal) na oferta de serviços de saúde.

A Lei nº 8.080/1990 detalha que a saúde é um direito de todos e um dever do Estado, reafirmando a responsabilidade pública em garantir o acesso universal e igualitário aos serviços de saúde. Ela também conceitua a saúde de forma ampliada, reconhecendo que o bem-estar humano está relacionado a fatores econômicos, sociais e ambientais, e não apenas à ausência de doenças. Essa visão ampliada leva à criação de políticas que englobam desde a promoção da saúde até a vigilância sanitária e epidemiológica, além da atenção individual e coletiva.

Outro aspecto essencial da Lei nº 8.080/1990 é a descentralização da gestão da saúde, promovendo a autonomia dos municípios na organização e execução das ações de saúde, ao mesmo tempo em que estabelece mecanismos de cooperação e integração entre os diferentes entes federativos. Isso assegura que o SUS seja adaptado às realidades locais, possibilitando um atendimento mais eficaz e próximo das necessidades da população.

Além disso, a Lei nº 8.080/1990 institui o princípio da integralidade da assistência, o que significa que o SUS deve oferecer não apenas o tratamento de doenças, mas também ações preventivas e de promoção da saúde, de modo a garantir o cuidado contínuo e completo à população. Ela também regulamenta o financiamento do sistema, definindo que a saúde pública deve ser financiada por recursos oriundos dos três níveis de governo, reforçando a importância do investimento contínuo para a manutenção e expansão dos serviços.

Em resumo, a Lei nº 8.080/1990 é crucial para a consolidação do SUS e para a garantia do direito à saúde no Brasil. Ao regulamentar e operacionalizar os princípios constitucionais, ela torna possível a construção de um sistema de saúde mais justo, acessível e capaz de responder às demandas da população, promovendo a saúde como um bem público e essencial para o desenvolvimento social e humano.

3.1 Lei nº 8.080, de 19 de setembro de 1990

Dispõe sobre as condições para a promoção, proteção e recuperação da saúde, a organização e o funcionamento dos serviços correspondentes, e dá outras providências.

O PRESIDENTE DA REPÚBLICA, faço saber que o Congresso Nacional decreta e eu sanciono a seguinte lei:

DISPOSIÇÃO PRELIMINAR

Art. 1º Esta lei regula, em todo o território nacional, as ações e serviços de saúde, executados isolada ou conjuntamente, em caráter permanente ou eventual, por pessoas naturais ou jurídicas de direito público ou privado.

> **Comentário:** Importante ressaltar que muitos acreditam que a Lei nº 8.080 aplica-se apenas ao SUS mas o art. 1º deixa claro que regula os serviços de saúde executados, também, por pessoas de direito privado.

TÍTULO I
DAS DISPOSIÇÕES GERAIS

Art. 2º A saúde é um direito fundamental do ser humano, devendo o Estado prover as condições indispensáveis ao seu pleno exercício.

§ 1º O dever do Estado de garantir a saúde consiste na formulação e execução de políticas econômicas e sociais que visem à redução de riscos de doenças e de outros agravos e no estabelecimento de condições que assegurem acesso universal e igualitário às ações e aos serviços para a sua promoção, proteção e recuperação.

§ 2º O dever do Estado não exclui o das pessoas, da família, das empresas e da sociedade.

Art. 3º Os níveis de saúde expressam a organização social e econômica do País, tendo a saúde como determinantes e condicionantes, entre outros, a alimentação, a moradia, o saneamento básico, o meio ambiente, o trabalho, a renda, a educação, a atividade física, o transporte, o lazer e o acesso aos bens e serviços essenciais. (Redação dada pela Lei nº 12.864, de 2013.)

Parágrafo único. Dizem respeito também à saúde as ações que, por força do disposto no artigo anterior, se destinam a garantir às pessoas e à coletividade condições de bem-estar físico, mental e social.

> **Comentário:** A política pública no Brasil pós-Constituição de 1988 entende o bem-estar social que se refere ao estado geral de prosperidade, felicidade e qualidade de vida de uma sociedade e envolve diversos elementos que contribuem para o bem-estar coletivo, incluindo condições econômicas, acesso a saúde, educação, segurança, justiça social e participação cívica.
>
> Os direitos fundamentais do ser humano são aqueles que são inerentes à condição humana e reconhecidos como essenciais para garantir a dignidade, a liberdade e a igualdade de todos. No contexto dos direitos humanos, esses direitos são considerados universais, inalienáveis e indivisíveis, sendo a saúde um

desses direitos. O Estado garante esse direito mediante políticas econômicas e sociais, a exemplo: programas de transferência de renda como o Bolsa Família, programas para melhorar o acesso à educação básica e superior, como o Fundo de Financiamento Estudantil (FIES) e o Programa Universidade para Todos (Prouni), políticas habitacionais como o Minha Casa, Minha Vida e políticas de combate a desigualdades, como a política de cotas.

O § 2º destaca a importância da cooperação entre o Estado e outros setores da sociedade na busca pelo bem comum e no desenvolvimento sustentável.

TÍTULO II
DO SISTEMA ÚNICO DE SAÚDE
DISPOSIÇÃO PRELIMINAR

Art. 4º O conjunto de ações e serviços de saúde, prestados por órgãos e instituições públicas federais, estaduais e municipais, da Administração direta e indireta e das fundações mantidas pelo Poder Público, constitui o Sistema Único de Saúde (SUS).

§ 1º Estão incluídas no disposto neste artigo as instituições públicas federais, estaduais e municipais de controle de qualidade, pesquisa e produção de insumos, medicamentos, inclusive de sangue e hemoderivados, e de equipamentos para saúde.

§ 2º A iniciativa privada poderá participar do Sistema Único de Saúde (SUS), em caráter complementar.

CAPÍTULO I
DOS OBJETIVOS E ATRIBUIÇÕES

Art. 5º São objetivos do Sistema Único de Saúde – SUS:

I – a identificação e divulgação dos fatores condicionantes e determinantes da saúde;

II – a formulação de política de saúde destinada a promover, nos campos econômico e social, a observância do disposto no § 1º do art. 2º desta lei;

III – a assistência às pessoas por intermédio de ações de promoção, proteção e recuperação da saúde, com a realização integrada das ações assistenciais e das atividades preventivas.

> **Comentário:** Os fatores determinantes e condicionantes de saúde são elementos que influenciam diretamente o estado de saúde de uma pessoa ou de uma população. Eles podem ser divididos em diferentes categorias e desempenham papéis cruciais na promoção ou comprometimento da saúde. Por exemplo: ambiente físico, poluição do ar, qualidade da água, características hereditárias, hábitos de atividade física, consumo de álcool e tabagismo, normas culturais, crenças, valores e práticas sociais que moldam os comportamentos individuais e coletivos relacionados à saúde etc.

Art. 6º Estão incluídas ainda no campo de atuação do Sistema Único de Saúde (SUS):

I – a execução de ações:

a) de vigilância sanitária;

b) de vigilância epidemiológica;

c) de saúde do trabalhador; (Redação dada pela Lei nº 14.572, de 2023.)

d) de assistência terapêutica integral, inclusive farmacêutica;

e) de saúde bucal; (Incluída pela Lei nº 14.572, de 2023.)

II – a participação na formulação da política e na execução de ações de saneamento básico;

III – a ordenação da formação de recursos humanos na área de saúde;

IV – a vigilância nutricional e a orientação alimentar;

V – a colaboração na proteção do meio ambiente, nele compreendido o do trabalho;

VI – a formulação da política de medicamentos, equipamentos, imunobiológicos e outros insumos de interesse para a saúde e a participação na sua produção;

VII – o controle e a fiscalização de serviços, produtos e substâncias de interesse para a saúde;

VIII – a fiscalização e a inspeção de alimentos, água e bebidas para consumo humano;

IX – a participação no controle e na fiscalização da produção, transporte, guarda e utilização de substâncias e produtos psicoativos, tóxicos e radioativos;

X – o incremento, em sua área de atuação, do desenvolvimento científico e tecnológico;

XI – a formulação e execução da política de sangue e seus derivados.

§ 1º Entende-se por vigilância sanitária um conjunto de ações capaz de eliminar, diminuir ou prevenir riscos à saúde e de intervir nos problemas sanitários decorrentes do meio ambiente, da produção e circulação de bens e da prestação de serviços de interesse da saúde, abrangendo:

I – o controle de bens de consumo que, direta ou indiretamente, se relacionem com a saúde, compreendidas todas as etapas e processos, da produção ao consumo; e

II – o controle da prestação de serviços que se relacionam direta ou indiretamente com a saúde.

§ 2º Entende-se por vigilância epidemiológica um conjunto de ações que proporcionam o conhecimento, a detecção ou prevenção de qualquer mudança nos fatores determinantes e condicionantes de saúde individual ou coletiva, com a finalidade de recomendar e adotar as medidas de prevenção e controle das doenças ou agravos.

§ 3º Entende-se por saúde do trabalhador, para fins desta lei, um conjunto de atividades que se destina, através das ações de vigilância epidemiológica e vigilância sanitária, à promoção e proteção da saúde dos trabalhadores, assim como visa à recuperação e reabilitação da saúde dos trabalhadores submetidos aos riscos e agravos advindos das condições de trabalho, abrangendo:

I – assistência ao trabalhador vítima de acidentes de trabalho ou portador de doença profissional e do trabalho;

II – participação, no âmbito de competência do Sistema Único de Saúde (SUS), em estudos, pesquisas, avaliação e controle dos riscos e agravos potenciais à saúde existentes no processo de trabalho;

III – participação, no âmbito de competência do Sistema Único de Saúde (SUS), da normatização, fiscalização e controle das condições de produção, extração, armazenamento, transporte, distribuição e manuseio de substâncias, de produtos, de máquinas e de equipamentos que apresentam riscos à saúde do trabalhador;

IV – avaliação do impacto que as tecnologias provocam à saúde;

V – informação ao trabalhador e à sua respectiva entidade sindical e às empresas sobre os riscos de acidentes de trabalho, doença profissional e do trabalho, bem como os resultados de fiscalizações, avaliações ambientais e exames de saúde, de admissão, periódicos e de demissão, respeitados os preceitos da ética profissional;

VI – participação na normatização, fiscalização e controle dos serviços de saúde do trabalhador nas instituições e empresas públicas e privadas;

VII – revisão periódica da listagem oficial de doenças originadas no processo de trabalho, tendo na sua elaboração a colaboração das entidades sindicais; e

VIII – a garantia ao sindicato dos trabalhadores de requerer ao órgão competente a interdição de máquina, de setor de serviço ou de todo ambiente de trabalho, quando houver exposição a risco iminente para a vida ou saúde dos trabalhadores.

§ 4º Entende-se por saúde bucal o conjunto articulado de ações, em todos os níveis de complexidade, que visem a garantir promoção, prevenção, recuperação e reabilitação odontológica, individual e coletiva, inseridas no contexto da integralidade da atenção à saúde. (Incluído pela Lei nº 14.572, de 2023.)

CAPÍTULO II
DOS PRINCÍPIOS E DIRETRIZES

Art. 7º As ações e serviços públicos de saúde e os serviços privados contratados ou conveniados que integram o Sistema Único de Saúde (SUS), são desenvolvidos de acordo com as diretrizes previstas no art. 198 da Constituição Federal, obedecendo ainda aos seguintes princípios:

I – universalidade de acesso aos serviços de saúde em todos os níveis de assistência;

II – integralidade de assistência, entendida como conjunto articulado e contínuo das ações e serviços preventivos e curativos, individuais e coletivos, exigidos para cada caso em todos os níveis de complexidade do sistema;

III – preservação da autonomia das pessoas na defesa de sua integridade física e moral;

IV – igualdade da assistência à saúde, sem preconceitos ou privilégios de qualquer espécie;

V – direito à informação, às pessoas assistidas, sobre sua saúde;

VI – divulgação de informações quanto ao potencial dos serviços de saúde e a sua utilização pelo usuário;

VII – utilização da epidemiologia para o estabelecimento de prioridades, a alocação de recursos e a orientação programática;

VIII – participação da comunidade;

IX – descentralização político-administrativa, com direção única em cada esfera de governo:

a) ênfase na descentralização dos serviços para os municípios;

b) regionalização e hierarquização da rede de serviços de saúde;

X – integração em nível executivo das ações de saúde, meio ambiente e saneamento básico;

XI – conjugação dos recursos financeiros, tecnológicos, materiais e humanos da União, dos Estados, do Distrito Federal e dos Municípios na prestação de serviços de assistência à saúde da população;

XII – capacidade de resolução dos serviços em todos os níveis de assistência; e

XIII – organização dos serviços públicos de modo a evitar duplicidade de meios para fins idênticos.

XIV – organização de atendimento público específico e especializado para mulheres e vítimas de violência doméstica em geral, que garanta, entre outros, atendimento, acompanhamento psicológico e cirurgias plásticas reparadoras, em conformidade com a Lei nº 12.845, de 1º de agosto de 2013. (Redação dada pela Lei nº 13.427, de 2017.)

XV – proteção integral dos direitos humanos de todos os usuários e especial atenção à identificação de maus-tratos, de negligência e de violência sexual praticados contra crianças e adolescentes. (Incluído pela Lei nº 14.679, de 2023.)

Parágrafo único. Para os efeitos do inciso XIV do caput deste artigo, as mulheres vítimas de qualquer tipo de violência têm o direito de serem acolhidas e atendidas nos serviços de saúde prestados no âmbito do SUS, na rede própria ou conveniada, em local e ambiente que garantam sua privacidade e restrição do acesso de terceiros não autorizados pela paciente, em especial o do agressor. (Incluído pela Lei nº 14.847, de 2024.)

> **Comentário:** Reforçar que, quando se fala de princípios doutrinários do SUS, serão sempre os três: universalidade, integralidade e equidade. Os princípios organizativos são: regionalização e hierarquização, descentralização e comando único, e participação popular.

CAPÍTULO III
DA ORGANIZAÇÃO, DA DIREÇÃO E DA GESTÃO

Art. 8º As ações e serviços de saúde, executados pelo Sistema Único de Saúde (SUS), seja diretamente ou mediante participação complementar da iniciativa privada, serão organizados de forma regionalizada e hierarquizada em níveis de complexidade crescente.

> **Comentário:** É frequente em questões de prova a substituição da palavra "complementar" por "suplementar". No entanto, é importante ressaltar que "complementar" implica algo que aprimora ou completa algo já existente, ao passo

que "suplementar" refere-se a algo adicionado para aumentar ou reforçar. Compete ao poder público direcionar recursos prioritariamente para o SUS. Caso este se revele insuficiente, é possível recorrer à saúde privada de maneira complementar, seguindo os trâmites legais para a contratação de serviços.

Art. 9º A direção do Sistema Único de Saúde (SUS) é única, de acordo com o inciso I do art. 198 da Constituição Federal, sendo exercida em cada esfera de governo pelos seguintes órgãos:

I – no âmbito da União, pelo Ministério da Saúde;

II – no âmbito dos Estados e do Distrito Federal, pela respectiva Secretaria de Saúde ou órgão equivalente; e

III – no âmbito dos Municípios, pela respectiva Secretaria de Saúde ou órgão equivalente.

Art. 10. Os municípios poderão constituir consórcios para desenvolver em conjunto as ações e os serviços de saúde que lhes correspondam.

§ 1º Aplica-se aos consórcios administrativos intermunicipais o princípio da direção única, e os respectivos atos constitutivos disporão sobre sua observância.

§ 2º No nível municipal, o Sistema Único de Saúde (SUS) poderá organizar-se em distritos de forma a integrar e articular recursos, técnicas e práticas voltadas para a cobertura total das ações de saúde.

Art. 11. (Vetado).

Art. 12. Serão criadas comissões intersetoriais de âmbito nacional, subordinadas ao Conselho Nacional de Saúde, integradas pelos Ministérios e órgãos competentes e por entidades representativas da sociedade civil.

Parágrafo único. As comissões intersetoriais terão a finalidade de articular políticas e programas de interesse para a saúde, cuja execução envolva áreas não compreendidas no âmbito do Sistema Único de Saúde (SUS).

Art. 13. A articulação das políticas e programas, a cargo das comissões intersetoriais, abrangerá, em especial, as seguintes atividades:

I – alimentação e nutrição;

II – saneamento e meio ambiente;

III – vigilância sanitária e farmacoepidemiologia;

IV – recursos humanos;

V – ciência e tecnologia; e

VI – saúde do trabalhador.

Art. 14. Deverão ser criadas Comissões Permanentes de integração entre os serviços de saúde e as instituições de ensino profissional e superior.

Parágrafo único. Cada uma dessas comissões terá por finalidade propor prioridades, métodos e estratégias para a formação e educação continuada dos recursos humanos do Sistema Único de Saúde (SUS), na esfera correspondente, assim como em relação à pesquisa e à cooperação técnica entre essas instituições.

Art. 14-A. As Comissões Intergestores Bipartite e Tripartite são reconhecidas como foros de negociação e pactuação entre gestores, quanto aos aspectos operacionais do Sistema Único de Saúde (SUS). (Incluído pela Lei nº 12.466, de 2011.)

Parágrafo único. A atuação das Comissões Intergestores Bipartite e Tripartite terá por objetivo: (Incluído pela Lei nº 12.466, de 2011.)

I – decidir sobre os aspectos operacionais, financeiros e administrativos da gestão compartilhada do SUS, em conformidade com a definição da política consubstanciada em planos de saúde, aprovados pelos conselhos de saúde; (Incluído pela Lei nº 12.466, de 2011.)

II – definir diretrizes, de âmbito nacional, regional e intermunicipal, a respeito da organização das redes de ações e serviços de saúde, principalmente no tocante à sua governança institucional e à integração das ações e serviços dos entes federados; (Incluído pela Lei nº 12.466, de 2011.).

III – fixar diretrizes sobre as regiões de saúde, distrito sanitário, integração de territórios, referência e contrarreferência e demais aspectos vinculados à integração das ações e serviços de saúde entre os entes federados. (Incluído pela Lei nº 12.466, de 2011.)

Art. 14-B. O Conselho Nacional de Secretários de Saúde (Conass) e o Conselho Nacional de Secretarias Municipais de Saúde (Conasems) são reconhecidos como entidades representativas dos entes estaduais e municipais para tratar de matérias referentes à saúde e declarados de utilidade pública e de relevante função social, na forma do regulamento. (Incluído pela Lei nº 12.466, de 2011.)

§ 1º O Conass e o Conasems receberão recursos do orçamento geral da União por meio do Fundo Nacional de Saúde, para auxiliar no custeio de suas despesas institucionais, podendo ainda celebrar convênios com a União. (Incluído pela Lei nº 12.466, de 2011.)

§ 2º Os Conselhos de Secretarias Municipais de Saúde (Cosems) são reconhecidos como entidades que representam os entes municipais, no âmbito estadual, para tratar de matérias referentes à saúde, desde que vinculados institucionalmente ao Conasems, na forma que dispuserem seus estatutos. (Incluído pela Lei nº 12.466, de 2011.)

CAPÍTULO IV
DA COMPETÊNCIA E DAS ATRIBUIÇÕES

Seção I

Das Atribuições Comuns

Art. 15. A União, os Estados, o Distrito Federal e os Municípios exercerão, em seu âmbito administrativo, as seguintes atribuições:

I – definição das instâncias e mecanismos de controle, avaliação e de fiscalização das ações e serviços de saúde;

II – administração dos recursos orçamentários e financeiros destinados, em cada ano, à saúde;

III – acompanhamento, avaliação e divulgação do nível de saúde da população e das condições ambientais;

IV – organização e coordenação do sistema de informação de saúde;

V – elaboração de normas técnicas e estabelecimento de padrões de qualidade e parâmetros de custos que caracterizam a assistência à saúde;

VI – elaboração de normas técnicas e estabelecimento de padrões de qualidade para promoção da saúde do trabalhador;

VII – participação de formulação da política e da execução das ações de saneamento básico e colaboração na proteção e recuperação do meio ambiente;

VIII – elaboração e atualização periódica do plano de saúde;

IX – participação na formulação e na execução da política de formação e desenvolvimento de recursos humanos para a saúde;

X – elaboração da proposta orçamentária do Sistema Único de Saúde (SUS), de conformidade com o plano de saúde;

XI – elaboração de normas para regular as atividades de serviços privados de saúde, tendo em vista a sua relevância pública;

XII – realização de operações externas de natureza financeira de interesse da saúde, autorizadas pelo Senado Federal;

XIII – para atendimento de necessidades coletivas, urgentes e transitórias, decorrentes de situações de perigo iminente, de calamidade pública ou de irrupção de epidemias, a autoridade competente da esfera administrativa correspondente poderá requisitar bens e serviços, tanto de pessoas naturais como de jurídicas, sendo-lhes assegurada justa indenização; (Vide ADIN 3454.)

XIV – implementar o Sistema Nacional de Sangue, Componentes e Derivados;

XV – propor a celebração de convênios, acordos e protocolos internacionais relativos à saúde, saneamento e meio ambiente;

XVI – elaborar normas técnico-científicas de promoção, proteção e recuperação da saúde;

XVII – promover articulação com os órgãos de fiscalização do exercício profissional e outras entidades representativas da sociedade civil para a definição e controle dos padrões éticos para pesquisa, ações e serviços de saúde;

XVIII – promover a articulação da política e dos planos de saúde;

XIX – realizar pesquisas e estudos na área de saúde;

XX – definir as instâncias e mecanismos de controle e fiscalização inerentes ao poder de polícia sanitária;

XXI – fomentar, coordenar e executar programas e projetos estratégicos e de atendimento emergencial.

Seção II

Da Competência

Art. 16. À direção nacional do SUS compete: (Redação dada pela Lei nº 14.572, de 2023.)

I – formular, avaliar e apoiar políticas de alimentação e nutrição;

II – participar na formulação e na implementação das políticas:

a) de controle das agressões ao meio ambiente;

b) de saneamento básico; e

c) relativas às condições e aos ambientes de trabalho;

III – definir e coordenar os sistemas:

a) de redes integradas de assistência de alta complexidade;

b) de rede de laboratórios de saúde pública;

c) de vigilância epidemiológica; e

d) vigilância sanitária;

IV – participar da definição de normas e mecanismos de controle, com órgão afins, de agravo sobre o meio ambiente ou dele decorrentes, que tenham repercussão na saúde humana;

V – participar da definição de normas, critérios e padrões para o controle das condições e dos ambientes de trabalho e coordenar a política de saúde do trabalhador;

VI – coordenar e participar na execução das ações de vigilância epidemiológica;

VII – estabelecer normas e executar a vigilância sanitária de portos, aeroportos e fronteiras, podendo a execução ser complementada pelos Estados, Distrito Federal e Municípios;

VIII – estabelecer critérios, parâmetros e métodos para o controle da qualidade sanitária de produtos, substâncias e serviços de consumo e uso humano;

IX – promover articulação com os órgãos educacionais e de fiscalização do exercício profissional, bem como com entidades representativas de formação de recursos humanos na área de saúde;

X – formular, avaliar, elaborar normas e participar na execução da política nacional e produção de insumos e equipamentos para a saúde, em articulação com os demais órgãos governamentais;

XI – identificar os serviços estaduais e municipais de referência nacional para o estabelecimento de padrões técnicos de assistência à saúde;

XII – controlar e fiscalizar procedimentos, produtos e substâncias de interesse para a saúde;

XIII – prestar cooperação técnica e financeira aos Estados, ao Distrito Federal e aos Municípios para o aperfeiçoamento da sua atuação institucional;

XIV – elaborar normas para regular as relações entre o Sistema Único de Saúde (SUS) e os serviços privados contratados de assistência à saúde;

XV – promover a descentralização para as Unidades Federadas e para os Municípios, dos serviços e ações de saúde, respectivamente, de abrangência estadual e municipal;

XVI – normatizar e coordenar nacionalmente o Sistema Nacional de Sangue, Componentes e Derivados;

XVII – acompanhar, controlar e avaliar as ações e os serviços de saúde, respeitadas as competências estaduais e municipais;

XVIII – elaborar o Planejamento Estratégico Nacional no âmbito do SUS, em cooperação técnica com os Estados, Municípios e Distrito Federal;

XIX – estabelecer o Sistema Nacional de Auditoria e coordenar a avaliação técnica e financeira do SUS em todo o Território Nacional em cooperação técnica com os Estados, Municípios e Distrito Federal. (Vide Decreto nº 1.651, de 1995.)

XX – definir as diretrizes e as normas para a estruturação física e organizacional dos serviços de saúde bucal. (Incluído pela Lei nº 14.572, de 2023.)

§ 1º A União poderá executar ações de vigilância epidemiológica e sanitária em circunstâncias especiais, como na ocorrência de agravos inusitados à saúde, que possam escapar do controle da direção estadual do Sistema Único de Saúde (SUS) ou que representem risco de disseminação nacional. (Renumerado do parágrafo único pela Lei nº 14.141, de 2021.)

§ 2º Em situações epidemiológicas que caracterizem emergência em saúde pública, poderá ser adotado procedimento simplificado para a remessa de patrimônio genético ao exterior, na forma do regulamento. (Incluído pela Lei nº 14.141, de 2021.)

§ 3º Os benefícios resultantes da exploração econômica de produto acabado ou material reprodutivo oriundo de acesso ao patrimônio genético de que trata o § 2º deste artigo serão repartidos nos termos da Lei nº 13.123, de 20 de maio de 2015. (Incluído pela Lei nº 14.141, de 2021.)

Art. 17. À direção estadual do Sistema Único de Saúde (SUS) compete:

I – promover a descentralização para os Municípios dos serviços e das ações de saúde;.

II – acompanhar, controlar e avaliar as redes hierarquizadas do Sistema Único de Saúde (SUS);

III – prestar apoio técnico e financeiro aos Municípios e executar supletivamente ações e serviços de saúde;

IV – coordenar e, em caráter complementar, executar ações e serviços:

a) de vigilância epidemiológica;

b) de vigilância sanitária;

c) de alimentação e nutrição; (Redação dada pela Lei nº 14.572, de 2023.)

d) de saúde do trabalhador;

e) de saúde bucal; (Incluída pela Lei nº 14.572, de 2023.)

V – participar, junto com os órgãos afins, do controle dos agravos do meio ambiente que tenham repercussão na saúde humana;

VI – participar da formulação da política e da execução de ações de saneamento básico;

VII – participar das ações de controle e avaliação das condições e dos ambientes de trabalho;

VIII – em caráter suplementar, formular, executar, acompanhar e avaliar a política de insumos e equipamentos para a saúde;

IX – identificar estabelecimentos hospitalares de referência e gerir sistemas públicos de alta complexidade, de referência estadual e regional;

X – coordenar a rede estadual de laboratórios de saúde pública e hemocentros, e gerir as unidades que permaneçam em sua organização administrativa;

XI – estabelecer normas, em caráter suplementar, para o controle e avaliação das ações e serviços de saúde;

XII – formular normas e estabelecer padrões, em caráter suplementar, de procedimentos de controle de qualidade para produtos e substâncias de consumo humano;

XIII – colaborar com a União na execução da vigilância sanitária de portos, aeroportos e fronteiras;

XIV – o acompanhamento, a avaliação e divulgação dos indicadores de morbidade e mortalidade no âmbito da unidade federada.

Art. 18. À direção municipal do SUS compete: (Redação dada pela Lei nº 14.572, de 2023.)

I – planejar, organizar, controlar e avaliar as ações e os serviços de saúde e gerir e executar os serviços públicos de saúde;

II – participar do planejamento, programação e organização da rede regionalizada e hierarquizada do Sistema Único de Saúde (SUS), em articulação com sua direção estadual;

III – participar da execução, controle e avaliação das ações referentes às condições e aos ambientes de trabalho;

IV – executar serviços:

a) de vigilância epidemiológica;

b) vigilância sanitária;

c) de alimentação e nutrição;

d) de saneamento básico; (Redação dada pela Lei nº 14.572, de 2023.)

e) de saúde do trabalhador;

f) de saúde bucal; (Incluída pela Lei nº 14.572, de 2023.)

V – dar execução, no âmbito municipal, à política de insumos e equipamentos para a saúde;

VI – colaborar na fiscalização das agressões ao meio ambiente que tenham repercussão sobre a saúde humana e atuar, junto aos órgãos municipais, estaduais e federais competentes, para controlá-las;

VII – formar consórcios administrativos intermunicipais;

VIII – gerir laboratórios públicos de saúde e hemocentros;

IX – colaborar com a União e os Estados na execução da vigilância sanitária de portos, aeroportos e fronteiras;

X – observado o disposto no art. 26 desta Lei, celebrar contratos e convênios com entidades prestadoras de serviços privados de saúde, bem como controlar e avaliar sua execução;

XI – controlar e fiscalizar os procedimentos dos serviços privados de saúde;

XII – normatizar complementarmente as ações e serviços públicos de saúde no seu âmbito de atuação.

Art. 19. Ao Distrito Federal competem as atribuições reservadas aos Estados e aos Municípios.

CAPÍTULO V
DO SUBSISTEMA DE ATENÇÃO À SAÚDE INDÍGENA
(Incluído pela Lei nº 9.836, de 1999.)

Art. 19-A. As ações e serviços de saúde voltados para o atendimento das populações indígenas, em todo o território nacional, coletiva ou individualmente, obedecerão ao disposto nesta Lei. (Incluído pela Lei nº 9.836, de 1999.)

Art. 19-B. É instituído um Subsistema de Atenção à Saúde Indígena, componente do Sistema Único de Saúde – SUS, criado e definido por esta Lei, e pela Lei nº 8.142, de 28 de dezembro de 1990, com o qual funcionará em perfeita integração. (Incluído pela Lei nº 9.836, de 1999.)

Art. 19-C. Caberá à União, com seus recursos próprios, financiar o Subsistema de Atenção à Saúde Indígena. (Incluído pela Lei nº 9.836, de 1999.)

Art. 19-D. O SUS promoverá a articulação do Subsistema instituído por esta Lei com os órgãos responsáveis pela Política Indígena do País. (Incluído pela Lei nº 9.836, de 1999.)

Art. 19-E. Os Estados, Municípios, outras instituições governamentais e não-governamentais poderão atuar complementarmente no custeio e execução das ações. (Incluído pela Lei nº 9.836, de 1999.)

§ 1º A União instituirá mecanismo de financiamento específico para os Estados, o Distrito Federal e os Municípios, sempre que houver necessidade de atenção secundária e terciária fora dos territórios indígenas. (Incluído pela Lei nº 14.021, de 2020.)

§ 2º Em situações emergenciais e de calamidade pública: (Incluído pela Lei nº 14.021, de 2020.)

I – a União deverá assegurar aporte adicional de recursos não previstos nos planos de saúde dos Distritos Sanitários Especiais Indígenas (Dseis) ao Subsistema de Atenção à Saúde Indígena; (Incluído pela Lei nº 14.021, de 2020.)

II – deverá ser garantida a inclusão dos povos indígenas nos planos emergenciais para atendimento dos pacientes graves das Secretarias Municipais e Estaduais de Saúde, explicitados os fluxos e as referências para o atendimento em tempo oportuno. (Incluído pela Lei nº 14.021, de 2020.)

Art. 19-F. Dever-se-á obrigatoriamente levar em consideração a realidade local e as especificidades da cultura dos povos indígenas e o modelo a ser adotado para a atenção à saúde indígena, que se deve pautar por uma abordagem diferenciada e global, contemplando os aspectos de assistência à saúde, saneamento básico, nutrição, habitação, meio ambiente, demarcação de terras, educação sanitária e integração institucional. (Incluído pela Lei nº 9.836, de 1999.)

Art. 19-G. O Subsistema de Atenção à Saúde Indígena deverá ser, como o SUS, descentralizado, hierarquizado e regionalizado. (Incluído pela Lei nº 9.836, de 1999.)

§ 1º O Subsistema de que trata o caput deste artigo terá como base os Distritos Sanitários Especiais Indígenas. (Incluído pela Lei nº 9.836, de 1999.)

§ 1º-A A rede do SUS deverá obrigatoriamente fazer o registro e a notificação da declaração de raça ou cor, garantindo a identificação de todos os indígenas atendidos nos sistemas públicos de saúde. (Incluído pela Lei nº 14.021, de 2020.)

§ 1º-B A União deverá integrar os sistemas de informação da rede do SUS com os dados do Subsistema de Atenção à Saúde Indígena. (Incluído pela Lei nº 14.021, de 2020.)

§ 2º O SUS servirá de retaguarda e referência ao Subsistema de Atenção à Saúde Indígena, devendo, para isso, ocorrer adaptações na estrutura e organização do SUS nas regiões onde residem as populações indígenas, para propiciar essa integração e o atendimento necessário em todos os níveis, sem discriminações. (Incluído pela Lei nº 9.836, de 1999.)

§ 3º As populações indígenas devem ter acesso garantido ao SUS, em âmbito local, regional e de centros especializados, de acordo com suas necessidades, compreendendo a atenção primária, secundária e terciária à saúde. (Incluído pela Lei nº 9.836, de 1999.)

Art. 19-H. As populações indígenas terão direito a participar dos organismos colegiados de formulação, acompanhamento e avaliação das políticas de saúde, tais como o Conselho Nacional de Saúde e os Conselhos Estaduais e Municipais de Saúde, quando for o caso. (Incluído pela Lei nº 9.836, de 1999.)

> **Comentário**: A ideia de um subsistema é quebrar um sistema complexo em partes gerenciáveis e especializadas, o que facilita o desenvolvimento, manutenção e compreensão do sistema global. O subsistema tem suas próprias características distintas e responsabilidades, mas ele se conecta e colabora para garantir o funcionamento eficiente e integrado do sistema completo, neste caso o Sistema Único de Saúde.

CAPÍTULO VI
DO SUBSISTEMA DE ATENDIMENTO E INTERNAÇÃO DOMICILIAR
(Incluído pela Lei nº 10.424, de 2002.)

Art. 19-I. São estabelecidos, no âmbito do Sistema Único de Saúde, o atendimento domiciliar e a internação domiciliar. (Incluído pela Lei nº 10.424, de 2002.)

> **Comentário**: Enquanto o atendimento domiciliar foca em proporcionar cuidados ambulatoriais no ambiente doméstico, a internação domiciliar vai além, oferecendo serviços intensivos e avançados para pacientes que necessitam de cuidados hospitalares, mas que preferem ou podem ser tratados em casa.

§ 1º Na modalidade de assistência de atendimento e internação domiciliares incluem-se, principalmente, os procedimentos médicos, de enfermagem, fisioterapêuticos, psicológicos e de assistência social, entre outros necessários ao cuidado integral dos pacientes em seu domicílio. (Incluído pela Lei nº 10.424, de 2002.)

§ 2º O atendimento e a internação domiciliares serão realizados por equipes multidisciplinares que atuarão nos níveis da medicina preventiva, terapêutica e reabilitadora. (Incluído pela Lei nº 10.424, de 2002.)

§ 3º O atendimento e a internação domiciliares só poderão ser realizados por indicação médica, com expressa concordância do paciente e de sua família. (Incluído pela Lei nº 10.424, de 2002.)

CAPÍTULO VII
DO SUBSISTEMA DE ACOMPANHAMENTO À MULHER NOS SERVIÇOS DE SAÚDE
(Redação dada pela Lei nº 14.737, de 2023.)

Art. 19-J. Em consultas, exames e procedimentos realizados em unidades de saúde públicas ou privadas, toda mulher tem o direito de fazer-se acompanhar por pessoa maior de idade, durante todo o período do atendimento, independentemente de notificação prévia.

§ 1º O acompanhante de que trata o caput deste artigo será de livre indicação da paciente ou, nos casos em que ela esteja impossibilitada de manifestar sua vontade, de seu representante legal, e estará obrigado a preservar o sigilo das informações de saúde de que tiver conhecimento em razão do acompanhamento.

§ 2º No caso de atendimento que envolva qualquer tipo de sedação ou rebaixamento do nível de consciência, caso a paciente não indique acompanhante, a unidade de saúde responsável pelo atendimento indicará pessoa para acompanhá-la, preferencialmente profissional de saúde do sexo feminino, sem custo adicional para a paciente, que poderá recusar o nome indicado e solicitar a indicação de outro, independentemente de justificativa, registrando-se o nome escolhido no documento gerado durante o atendimento.

§ 2º-A Em caso de atendimento com sedação, a eventual renúncia da paciente ao direito previsto neste artigo deverá ser feita por escrito, após o esclarecimento dos seus direitos, com no mínimo 24 (vinte e quatro) horas de antecedência, assinada por ela e arquivada em seu prontuário.

§ 3º As unidades de saúde de todo o País ficam obrigadas a manter, em local visível de suas dependências, aviso que informe sobre o direito estabelecido neste artigo.

§ 4º No caso de atendimento realizado em centro cirúrgico ou unidade de terapia intensiva com restrições relacionadas à segurança ou à saúde dos pacientes, devidamente justificadas pelo corpo clínico, somente será admitido acompanhante que seja profissional de saúde.

§ 5º Em casos de urgência e emergência, os profissionais de saúde ficam autorizados a agir na proteção e defesa da saúde e da vida da paciente, ainda que na ausência do acompanhante requerido. (NR)

> **Comentário:** Este novo capítulo representa uma relevante atualização normativa que reforça a atenção integral à saúde feminina no âmbito do SUS. Essa mudança recente merece especial destaque por ampliar e detalhar os mecanismos de acolhimento, acompanhamento e assistência à mulher em todas as fases de sua vida, indo além do enfoque na saúde reprodutiva.
>
> Ao criar um subsistema específico, o legislador evidencia a necessidade de aperfeiçoar o cuidado e as políticas voltadas às mulheres, inclusive no que se refere a prevenção e tratamento de doenças crônicas, proteção contra a violência e promoção de direitos sexuais e reprodutivos. A iniciativa também valoriza a transversalidade das ações de saúde, garantindo articulação com outras políticas públicas, como assistência social e educação.

CAPÍTULO VIII
DA ASSISTÊNCIA TERAPÊUTICA E
DA INCORPORAÇÃO DE TECNOLOGIA EM SAÚDE
(Incluído pela Lei nº 12.401, de 2011.)

Art. 19-M. A assistência terapêutica integral a que se refere a alínea d do inciso I do art. 6º consiste em: (Incluído pela Lei nº 12.401, de 2011.)

I – dispensação de medicamentos e produtos de interesse para a saúde, cuja prescrição esteja em conformidade com as diretrizes terapêuticas definidas em protocolo clínico para a doença ou o agravo à saúde a ser tratado ou, na falta do protocolo, em conformidade com o disposto no art. 19-P; (Incluído pela Lei nº 12.401, de 2011.)

II – oferta de procedimentos terapêuticos, em regime domiciliar, ambulatorial e hospitalar, constantes de tabelas elaboradas pelo gestor federal do Sistema Único de Saúde – SUS, realizados no território nacional por serviço próprio, conveniado ou contratado.

Art. 19-N. Para os efeitos do disposto no art. 19-M, são adotadas as seguintes definições: (Incluído pela Lei nº 12.401, de 2011.)

I – produtos de interesse para a saúde: órteses, próteses, bolsas coletoras e equipamentos médicos; (Incluído pela Lei nº 12.401, de 2011.)

II – protocolo clínico e diretriz terapêutica: documento que estabelece critérios para o diagnóstico da doença ou do agravo à saúde; o tratamento preconizado, com os medicamentos e demais produtos apropriados, quando couber; as posologias recomendadas; os mecanismos de controle clínico; e o acompanhamento e a verificação dos resultados terapêuticos, a serem seguidos pelos gestores do SUS. (Incluído pela Lei nº 12.401, de 2011.)

Art. 19-O. Os protocolos clínicos e as diretrizes terapêuticas deverão estabelecer os medicamentos ou produtos necessários nas diferentes fases evolutivas da doença ou do agravo à saúde de que tratam, bem como aqueles indicados em casos de perda de eficácia e de surgimento de intolerância ou reação adversa relevante, provocadas pelo medicamento, produto ou procedimento de primeira escolha. (Incluído pela Lei nº 12.401, de 2011.)

Parágrafo único. Em qualquer caso, os medicamentos ou produtos de que trata o caput deste artigo serão aqueles avaliados quanto à sua eficácia, segurança, efetividade e custo-efetividade para as diferentes fases evolutivas da doença ou do agravo à saúde de que trata o protocolo. (Incluído pela Lei nº 12.401, de 2011.)

Art. 19-P. Na falta de protocolo clínico ou de diretriz terapêutica, a dispensação será realizada: (Incluído pela Lei nº 12.401, de 2011.)

I – com base nas relações de medicamentos instituídas pelo gestor federal do SUS, observadas as competências estabelecidas nesta Lei, e a responsabilidade pelo fornecimento será pactuada na Comissão Intergestores Tripartite;   (Incluído pela Lei nº 12.401, de 2011.)

II – no âmbito de cada Estado e do Distrito Federal, de forma suplementar, com base nas relações de medicamentos instituídas pelos gestores estaduais do SUS, e a responsabilidade pelo fornecimento será pactuada na Comissão Intergestores Bipartite; (Incluído pela Lei nº 12.401, de 2011.)

III – no âmbito de cada Município, de forma suplementar, com base nas relações de medicamentos instituídas pelos gestores municipais do SUS, e a responsabilidade pelo fornecimento será pactuada no Conselho Municipal de Saúde. (Incluído pela Lei nº 12.401, de 2011.)

Art. 19-Q. A incorporação, a exclusão ou a alteração pelo SUS de novos medicamentos, produtos e procedimentos, bem como a constituição ou a alteração de protocolo clínico ou de diretriz terapêutica, são atribuições do Ministério da Saúde, assessorado pela Comissão Nacional de Incorporação de Tecnologias no SUS. (Incluído pela Lei nº 12.401, de 2011.)

§ 1º A Comissão Nacional de Incorporação de Tecnologias no SUS, cuja composição e regimento são definidos em regulamento, contará com a participação de 1 (um) representante indicado pelo Conselho Nacional de Saúde, de 1 (um) representante, especialista na área, indicado pelo Conselho Federal de Medicina e de 1 (um) representante, especialista na área, indicado pela Associação Médica Brasileira. (Redação dada pela Lei nº 14.655, de 2023.)

§ 2º O relatório da Comissão Nacional de Incorporação de Tecnologias no SUS levará em consideração, necessariamente: (Incluído pela Lei nº 12.401, de 2011.)

I – as evidências científicas sobre a eficácia, a acurácia, a efetividade e a segurança do medicamento, produto ou procedimento objeto do processo, acatadas pelo órgão competente para o registro ou a autorização de uso; (Incluído pela Lei nº 12.401, de 2011.)

II – a avaliação econômica comparativa dos benefícios e dos custos em relação às tecnologias já incorporadas, inclusive no que se refere aos atendimentos domiciliar, ambulatorial ou hospitalar, quando cabível. (Incluído pela Lei nº 12.401, de 2011.)

§ 3º As metodologias empregadas na avaliação econômica a que se refere o inciso II do § 2º deste artigo serão dispostas em regulamento e amplamente divulgadas, inclusive em relação aos indicadores e parâmetros de custo-efetividade utilizados em combinação com outros critérios. (Incluído pela Lei nº 14.313, de 2022.)

Art. 19-R. A incorporação, a exclusão e a alteração a que se refere o art. 19-Q serão efetuadas mediante a instauração de processo administrativo, a ser concluído em prazo não superior a 180 (cento e oitenta) dias, contado da data em que foi protocolado o pedido, admitida a sua prorrogação por 90 (noventa) dias corridos, quando as circunstâncias exigirem. (Incluído pela Lei nº 12.401, de 2011.)

§ 1º O processo de que trata o caput deste artigo observará, no que couber, o disposto na Lei nº 9.784, de 29 de janeiro de 1999, e as seguintes determinações especiais: (Incluído pela Lei nº 12.401, de 2011.)

I – apresentação pelo interessado dos documentos e, se cabível, das amostras de produtos, na forma do regulamento, com informações necessárias para o atendimento do disposto no § 2º do art. 19-Q; (Incluído pela Lei nº 12.401, de 2011.)

II – (VETADO); (Incluído pela Lei nº 12.401, de 2011.)

III – realização de consulta pública que inclua a divulgação do parecer emitido pela Comissão Nacional de Incorporação de Tecnologias no SUS; (Incluído pela Lei nº 12.401, de 2011.)

IV – realização de audiência pública, antes da tomada de decisão, se a relevância da matéria justificar o evento. (Incluído pela Lei nº 12.401, de 2011.)

V – distribuição aleatória, respeitadas a especialização e a competência técnica requeridas para a análise da matéria; (Incluído pela Lei nº 14.313, de 2022.)

VI – publicidade dos atos processuais. (Incluído pela Lei nº 14.313, de 2022.)

§ 2º (VETADO). (Incluído pela Lei nº 12.401, de 2011.)

Art. 19-S. (VETADO). (Incluído pela Lei nº 12.401, de 2011.)

Art. 19-T. São vedados, em todas as esferas de gestão do SUS: (Incluído pela Lei nº 12.401, de 2011.)

I – o pagamento, o ressarcimento ou o reembolso de medicamento, produto e procedimento clínico ou cirúrgico experimental, ou de uso não autorizado pela Agência Nacional de Vigilância Sanitária – ANVISA; (Incluído pela Lei nº 12.401, de 2011.)

II – a dispensação, o pagamento, o ressarcimento ou o reembolso de medicamento e produto, nacional ou importado, sem registro na Anvisa. (Incluído pela Lei nº 12.401, de 2011.)

Parágrafo único. Excetuam-se do disposto neste artigo: (Incluído pela Lei nº 14.313, de 2022.)

I – medicamento e produto em que a indicação de uso seja distinta daquela aprovada no registro na Anvisa, desde que seu uso tenha sido recomendado pela Comissão Nacional de Incorporação de Tecnologias no Sistema Único de Saúde (Conitec), demonstradas as evidências científicas sobre a eficácia, a acurácia, a efetividade e a segurança, e esteja padronizado em protocolo estabelecido pelo Ministério da Saúde; (Incluído pela Lei nº 14.313, de 2022.)

II – medicamento e produto recomendados pela Conitec e adquiridos por intermédio de organismos multilaterais internacionais, para uso em programas de saúde pública do Ministério da Saúde e suas entidades vinculadas, nos termos do § 5º do art. 8º da Lei nº 9.782, de 26 de janeiro de 1999. (Incluído pela Lei nº 14.313, de 2022.)

Art. 19-U. A responsabilidade financeira pelo fornecimento de medicamentos, produtos de interesse para a saúde ou procedimentos de que trata este Capítulo será pactuada na Comissão Intergestores Tripartite. (Incluído pela Lei nº 12.401, de 2011.)

Art. 19-V. Os gestores do SUS, em todas as esferas, realizarão campanhas permanentes de conscientização contra a automedicação, com o objetivo de informar a população sobre os riscos dessa prática, especialmente quanto à ingestão de antibióticos ou de medicamentos sujeitos a controle especial. (Incluído pela Lei nº 14.912, de 2024.)

> **Comentário:** Este capítulo assume grande relevância para a garantia de um SUS mais efetivo e atualizado. Trata-se de uma área em constante evolução, pois envolve a adoção de novos medicamentos, procedimentos, equipamentos e demais inovações tecnológicas que visam melhorar o cuidado prestado à população.

Ao prever critérios e processos para a avaliação e a seleção das tecnologias em saúde, a lei busca equilibrar a eficiência clínica, a segurança do paciente e a sustentabilidade financeira do sistema. Desse modo, a incorporação de inovações passa a ter fundamentos técnicos robustos e alinhados com o interesse público, evitando a adoção de terapias sem eficácia comprovada ou que possam onerar desnecessariamente o SUS.

Além disso, essa previsão legal reforça o direito de acesso a tratamentos adequados e modernos, garantindo que a assistência terapêutica seja prestada de forma integral. É um aperfeiçoamento importante, já que fortalece a transparência e a participação de diversos atores – profissionais de saúde, gestores, órgãos de controle e a própria sociedade – no processo de decisão sobre quais tecnologias devem ser incorporadas ao sistema público.

TÍTULO III
DOS SERVIÇOS PRIVADOS DE ASSISTÊNCIA À SAÚDE

CAPÍTULO I
DO FUNCIONAMENTO

Art. 20. Os serviços privados de assistência à saúde caracterizam-se pela atuação, por iniciativa própria, de profissionais liberais, legalmente habilitados, e de pessoas jurídicas de direito privado na promoção, proteção e recuperação da saúde.

Art. 21. A assistência à saúde é livre à iniciativa privada.

Art. 22. Na prestação de serviços privados de assistência à saúde, serão observados os princípios éticos e as normas expedidas pelo órgão de direção do Sistema Único de Saúde (SUS) quanto às condições para seu funcionamento.

Art. 23. É permitida a participação direta ou indireta, inclusive controle, de empresas ou de capital estrangeiro na assistência à saúde nos seguintes casos: (Redação dada pela Lei nº 13.097, de 2015.)

I – doações de organismos internacionais vinculados à Organização das Nações Unidas, de entidades de cooperação técnica e de financiamento e empréstimos; (Incluído pela Lei nº 13.097, de 2015.)

II – pessoas jurídicas destinadas a instalar, operacionalizar ou explorar: (Incluído pela Lei nº 13.097, de 2015.)

a) hospital geral, inclusive filantrópico, hospital especializado, policlínica, clínica geral e clínica especializada; e (Incluído pela Lei nº 13.097, de 2015.)

b) ações e pesquisas de planejamento familiar; (Incluído pela Lei nº 13.097, de 2015.)

III – serviços de saúde mantidos, sem finalidade lucrativa, por empresas, para atendimento de seus empregados e dependentes, sem qualquer ônus para a seguridade social; e (Incluído pela Lei nº 13.097, de 2015).

IV – demais casos previstos em legislação específica. (Incluído pela Lei nº 13.097, de 2015.)

CAPÍTULO II
DA PARTICIPAÇÃO COMPLEMENTAR

Art. 24. Quando as suas disponibilidades forem insuficientes para garantir a cobertura assistencial à população de uma determinada área, o Sistema Único de Saúde (SUS) poderá recorrer aos serviços ofertados pela iniciativa privada.

Parágrafo único. A participação complementar dos serviços privados será formalizada mediante contrato ou convênio, observadas, a respeito, as normas de direito público.

Art. 25. Na hipótese do artigo anterior, as entidades filantrópicas e as sem fins lucrativos terão preferência para participar do Sistema Único de Saúde (SUS).

Art. 26. Os critérios e valores para a remuneração de serviços e os parâmetros de cobertura assistencial serão estabelecidos pela direção nacional do Sistema Único de Saúde (SUS), aprovados no Conselho Nacional de Saúde.

§ 1º Na fixação dos critérios, valores, formas de reajuste e de pagamento da remuneração aludida neste artigo, a direção nacional do Sistema Único de Saúde (SUS) deverá fundamentar seu ato em demonstrativo econômico-financeiro que garanta a efetiva qualidade de execução dos serviços contratados.

§ 2º Os serviços contratados submeter-se-ão às normas técnicas e administrativas e aos princípios e diretrizes do Sistema Único de Saúde (SUS), mantido o equilíbrio econômico e financeiro do contrato.

§ 3º (Vetado).

§ 4º Aos proprietários, administradores e dirigentes de entidades ou serviços contratados é vedado exercer cargo de chefia ou função de confiança no Sistema Único de Saúde (SUS).

§ 5º Os valores a que se refere o caput deste artigo, para o conjunto das remunerações dos serviços de saúde, serão definidos no mês de dezembro de cada ano, por meio de ato do Ministério da Saúde, devendo-se buscar a garantia da qualidade do atendimento, o equilíbrio econômico-financeiro na prestação dos serviços e a preservação do valor real destinado à remuneração de serviços, observada a disponibilidade orçamentária e financeira. (Incluído pela Lei nº 14.820, de 2024.)

TÍTULO III
A DA TELESSAÚDE
(Incluído pela Lei nº 14.510, de 2022.)

Art. 26-A. A telessaúde abrange a prestação remota de serviços relacionados a todas as profissões da área da saúde regulamentadas pelos órgãos competentes do Poder Executivo federal e obedecerá aos seguintes princípios: (Incluído pela Lei nº 14.510, de 2022.)

I – autonomia do profissional de saúde; (Incluído pela Lei nº 14.510, de 2022.)

II – consentimento livre e informado do paciente;

III – direito de recusa ao atendimento na modalidade telessaúde, com a garantia do atendimento presencial sempre que solicitado; (Incluído pela Lei nº 14.510, de 2022.)

IV – dignidade e valorização do profissional de saúde; (Incluído pela Lei nº 14.510, de 2022.)

V – assistência segura e com qualidade ao paciente; (Incluído pela Lei nº 14.510, de 2022.)

VI – confidencialidade dos dados; (Incluído pela Lei nº 14.510, de 2022.)

VII – promoção da universalização do acesso dos brasileiros às ações e aos serviços de saúde; (Incluído pela Lei nº 14.510, de 2022.)

VIII – estrita observância das atribuições legais de cada profissão; (Incluído pela Lei nº 14.510, de 2022.)

IX – responsabilidade digital. (Incluído pela Lei nº 14.510, de 2022.)

Art. 26-B. Para fins desta Lei, considera-se telessaúde a modalidade de prestação de serviços de saúde a distância, por meio da utilização das tecnologias da informação e da comunicação, que envolve, entre outros, a transmissão segura de dados e informações de saúde, por meio de textos, de sons, de imagens ou outras formas adequadas. (Incluído pela Lei nº 14.510, de 2022.)

Parágrafo único. Os atos do profissional de saúde, quando praticados na modalidade telessaúde, terão validade em todo o território nacional. (Incluído pela Lei nº 14.510, de 2022.)

Art. 26-C. Ao profissional de saúde são asseguradas a liberdade e a completa independência de decidir sobre a utilização ou não da telessaúde, inclusive com relação à primeira consulta, atendimento ou procedimento, e poderá indicar a utilização de atendimento presencial ou optar por ele, sempre que entender necessário. (Incluído pela Lei nº 14.510, de 2022.)

Art. 26-D. Compete aos conselhos federais de fiscalização do exercício profissional a normatização ética relativa à prestação dos serviços previstos neste Título, aplicando-se os padrões normativos adotados para as modalidades de atendimento presencial, no que não colidirem com os preceitos desta Lei. (Incluído pela Lei nº 14.510, de 2022.)

Art. 26-E. Na prestação de serviços por telessaúde, serão observadas as normas expedidas pelo órgão de direção do Sistema Único de Saúde (SUS) quanto às condições para seu funcionamento, observada a competência dos demais órgãos reguladores. (Incluído pela Lei nº 14.510, de 2022.)

Art. 26-F. O ato normativo que pretenda restringir a prestação de serviço de telessaúde deverá demonstrar a imprescindibilidade da medida para que sejam evitados danos à saúde dos pacientes. (Incluído pela Lei nº 14.510, de 2022.)

Art. 26-G. A prática da telessaúde deve seguir as seguintes determinações: (Incluído pela Lei nº 14.510, de 2022.)

I – ser realizada por consentimento livre e esclarecido do paciente, ou de seu representante legal, e sob responsabilidade do profissional de saúde; (Incluído pela Lei nº 14.510, de 2022.)

II – prestar obediência aos ditames das Leis n.º 12.965, de 23 de abril de 2014 (Marco Civil da Internet), 12.842, de 10 de julho de 2013 (Lei do Ato Médico), 13.709, de 14 de agosto de 2018 (Lei Geral de Proteção de Dados), 8.078, de 11 de setembro de 1990 (Código de Defesa do Consumidor) e, nas hipóteses cabíveis, aos ditames da Lei nº 13.787, de 27 de dezembro de 2018 (Lei do Prontuário Eletrônico). (Incluído pela Lei nº 14.510, de 2022.)

Art. 26-H. É dispensada a inscrição secundária ou complementar do profissional de saúde que exercer a profissão em outra jurisdição exclusivamente por meio da modalidade telessaúde. (Incluído pela Lei nº 14.510, de 2022.)

> **Comentário:** Todo um título novo foi inserido sobre o teletrabalho, que veio com muito mais força durante a pandemia da COVID-19, portanto, é um título de importância e de interesse para questões de provas.

TÍTULO IV
DOS RECURSOS HUMANOS

Art. 27. A política de recursos humanos na área da saúde será formalizada e executada, articuladamente, pelas diferentes esferas de governo, em cumprimento dos seguintes objetivos:

I – organização de um sistema de formação de recursos humanos em todos os níveis de ensino, inclusive de pós-graduação, além da elaboração de programas de permanente aperfeiçoamento de pessoal;

II – (Vetado)

III – (Vetado)

IV – valorização da dedicação exclusiva aos serviços do Sistema Único de Saúde (SUS).

Parágrafo único. Os serviços públicos que integram o Sistema Único de Saúde (SUS) constituem campo de prática para ensino e pesquisa, mediante normas específicas, elaboradas conjuntamente com o sistema educacional.

Art. 28. Os cargos e funções de chefia, direção e assessoramento, no âmbito do Sistema Único de Saúde (SUS), só poderão ser exercidas em regime de tempo integral.

§ 1º Os servidores que legalmente acumulam dois cargos ou empregos poderão exercer suas atividades em mais de um estabelecimento do Sistema Único de Saúde (SUS).

§ 2º O disposto no parágrafo anterior aplica-se também aos servidores em regime de tempo integral, com exceção dos ocupantes de cargos ou função de chefia, direção ou assessoramento.

Art. 29. (Vetado).

Art. 30. As especializações na forma de treinamento em serviço sob supervisão serão regulamentadas por Comissão Nacional, instituída de acordo com o art. 12 desta Lei, garantida a participação das entidades profissionais correspondentes.

TÍTULO V
DO FINANCIAMENTO

CAPÍTULO I
DOS RECURSOS

Art. 31. O orçamento da seguridade social destinará ao Sistema Único de Saúde (SUS) de acordo com a receita estimada, os recursos necessários à realização de suas finalidades, previstos em proposta elaborada pela sua direção nacional, com a participação dos órgãos da Previdência Social e da Assistência Social, tendo em vista as metas e prioridades estabelecidas na Lei de Diretrizes Orçamentárias.

Art. 32. São considerados de outras fontes os recursos provenientes de:

I – (Vetado)

II – serviços que possam ser prestados sem prejuízo da assistência à saúde;

III – ajuda, contribuições, doações e donativos;

IV – alienações patrimoniais e rendimentos de capital;

V – taxas, multas, emolumentos e preços públicos arrecadados no âmbito do Sistema Único de Saúde (SUS); e

VI – rendas eventuais, inclusive comerciais e industriais.

§ 1º Ao Sistema Único de Saúde (SUS) caberá metade da receita de que trata o inciso I deste artigo, apurada mensalmente, a qual será destinada à recuperação de viciados.

§ 2º As receitas geradas no âmbito do Sistema Único de Saúde (SUS) serão creditadas diretamente em contas especiais, movimentadas pela sua direção, na esfera de poder onde forem arrecadadas.

§ 3º As ações de saneamento que venham a ser executadas supletivamente pelo Sistema Único de Saúde (SUS), serão financiadas por recursos tarifários específicos e outros da União, Estados, Distrito Federal, Municípios e, em particular, do Sistema Financeiro da Habitação (SFH).

§ 4º (Vetado).

§ 5º As atividades de pesquisa e desenvolvimento científico e tecnológico em saúde serão cofinanciadas pelo Sistema Único de Saúde (SUS), pelas universidades e pelo orçamento fiscal, além de recursos de instituições de fomento e financiamento ou de origem externa e receita própria das instituições executoras.

§ 6º (Vetado).

CAPÍTULO II
DA GESTÃO FINANCEIRA

Art. 33. Os recursos financeiros do Sistema Único de Saúde (SUS) serão depositados em conta especial, em cada esfera de sua atuação, e movimentados sob fiscalização dos respectivos Conselhos de Saúde.

§ 1º Na esfera federal, os recursos financeiros, originários do Orçamento da Seguridade Social, de outros Orçamentos da União, além de outras fontes, serão administrados pelo Ministério da Saúde, através do Fundo Nacional de Saúde.

§ 2º (Vetado).

§ 3º (Vetado).

§ 4º O Ministério da Saúde acompanhará, através de seu sistema de auditoria, a conformidade à programação aprovada da aplicação dos recursos repassados a Estados e Municípios. Constatada a malversação, desvio ou não aplicação dos recursos, caberá ao Ministério da Saúde aplicar as medidas previstas em lei.

Art. 34. As autoridades responsáveis pela distribuição da receita efetivamente arrecadada transferirão automaticamente ao Fundo Nacional de Saúde (FNS), observado o critério do parágrafo único deste artigo, os recursos financeiros correspondentes às dotações consignadas no Orçamento da Seguridade Social, a projetos e atividades a serem executados no âmbito do Sistema Único de Saúde (SUS).

Parágrafo único. Na distribuição dos recursos financeiros da Seguridade Social será observada a mesma proporção da despesa prevista de cada área, no Orçamento da Seguridade Social.

Art. 35. Para o estabelecimento de valores a serem transferidos a Estados, Distrito Federal e Municípios, será utilizada a combinação dos seguintes critérios, segundo análise técnica de programas e projetos:

I – perfil demográfico da região;

II – perfil epidemiológico da população a ser coberta;

III – características quantitativas e qualitativas da rede de saúde na área;

IV – desempenho técnico, econômico e financeiro no período anterior;

V – níveis de participação do setor saúde nos orçamentos estaduais e municipais;

VI – previsão do plano quinquenal de investimentos da rede;

VII – ressarcimento do atendimento a serviços prestados para outras esferas de governo.

§ 2º Nos casos de Estados e Municípios sujeitos a notório processo de migração, os critérios demográficos mencionados nesta lei serão ponderados por outros indicadores de crescimento populacional, em especial o número de eleitores registrados.

§ 3º (Vetado).

§ 4º (Vetado).

§ 5º (Vetado).

§ 6º O disposto no parágrafo anterior não prejudica a atuação dos órgãos de controle interno e externo e nem a aplicação de penalidades previstas em lei, em caso de irregularidades verificadas na gestão dos recursos transferidos.

CAPÍTULO III
DO PLANEJAMENTO E DO ORÇAMENTO

Art. 36. O processo de planejamento e orçamento do Sistema Único de Saúde (SUS) será ascendente, do nível local até o federal, ouvidos seus órgãos deliberativos, compatibilizando-se as necessidades da política de saúde com a disponibilidade de recursos em planos de saúde dos Municípios, dos Estados, do Distrito Federal e da União.

§ 1º Os planos de saúde serão a base das atividades e programações de cada nível de direção do Sistema Único de Saúde (SUS), e seu financiamento será previsto na respectiva proposta orçamentária.

§ 2º É vedada a transferência de recursos para o financiamento de ações não previstas nos planos de saúde, exceto em situações emergenciais ou de calamidade pública, na área de saúde.

Art. 37. O Conselho Nacional de Saúde estabelecerá as diretrizes a serem observadas na elaboração dos planos de saúde, em função das características epidemiológicas e da organização dos serviços em cada jurisdição administrativa.

Art. 38. Não será permitida a destinação de subvenções e auxílios a instituições prestadoras de serviços de saúde com finalidade lucrativa.

DAS DISPOSIÇÕES FINAIS E TRANSITÓRIAS

Art. 39. (Vetado).

§ 1º (Vetado).

§ 2º (Vetado).

§ 3º (Vetado).

§ 4º (Vetado).

§ 5º A cessão de uso dos imóveis de propriedade do Inamps para órgãos integrantes do Sistema Único de Saúde (SUS) será feita de modo a preservá-los como patrimônio da Seguridade Social.

§ 6º Os imóveis de que trata o parágrafo anterior serão inventariados com todos os seus acessórios, equipamentos e outros bens móveis e ficarão disponíveis para utilização pelo órgão de direção municipal do Sistema Único de Saúde (SUS) ou, eventualmente, pelo estadual, em cuja circunscrição administrativa se encontrem, mediante simples termo de recebimento.

§ 7º (Vetado).

§ 8º O acesso aos serviços de informática e bases de dados, mantidos pelo Ministério da Saúde e pelo Ministério do Trabalho e da Previdência Social, será assegurado às Secretarias Estaduais e Municipais de Saúde ou órgãos congêneres, como suporte ao processo de gestão, de forma a permitir a gerência informatizada das contas e a disseminação de estatísticas sanitárias e epidemiológicas médico-hospitalares.

Art. 40. (Vetado)

Art. 41. As ações desenvolvidas pela Fundação das Pioneiras Sociais e pelo Instituto Nacional do Câncer, supervisionadas pela direção nacional do Sistema Único de Saúde (SUS), permanecerão como referencial de prestação de serviços, formação de recursos humanos e para transferência de tecnologia.

Art. 42. (Vetado).

Art. 43. A gratuidade das ações e serviços de saúde fica preservada nos serviços públicos contratados, ressalvando-se as cláusulas dos contratos ou convênios estabelecidos com as entidades privadas.

Art. 44. (Vetado).

Art. 45. Os serviços de saúde dos hospitais universitários e de ensino integram-se ao Sistema Único de Saúde (SUS), mediante convênio, preservada a sua autonomia administrativa, em relação ao patrimônio, aos recursos humanos e financeiros, ensino, pesquisa e extensão nos limites conferidos pelas instituições a que estejam vinculados.

§ 1º Os serviços de saúde de sistemas estaduais e municipais de previdência social deverão integrar-se à direção correspondente do Sistema Único de Saúde (SUS), conforme seu âmbito de atuação, bem como quaisquer outros órgãos e serviços de saúde.

§ 2º Em tempo de paz e havendo interesse recíproco, os serviços de saúde das Forças Armadas poderão integrar-se ao Sistema Único de Saúde (SUS), conforme se dispuser em convênio que, para esse fim, for firmado.

Art. 46. O Sistema Único de Saúde (SUS), estabelecerá mecanismos de incentivos à participação do setor privado no investimento em ciência e tecnologia e estimulará a transferência de tecnologia das universidades e institutos de pesquisa aos serviços de saúde nos Estados, Distrito Federal e Municípios, e às empresas nacionais.

Art. 47. O Ministério da Saúde, em articulação com os níveis estaduais e municipais do Sistema Único de Saúde (SUS), organizará, no prazo de dois anos, um sistema nacional de informações em saúde, integrado em todo o território nacional, abrangendo questões epidemiológicas e de prestação de serviços.

Art. 48. (Vetado).

Art. 49. (Vetado).

Art. 50. Os convênios entre a União, os Estados e os Municípios, celebrados para implantação dos Sistemas Unificados e Descentralizados de Saúde, ficarão rescindidos à proporção que seu objeto for sendo absorvido pelo Sistema Único de Saúde (SUS).

Art. 51. (Vetado).

Art. 52. Sem prejuízo de outras sanções cabíveis, constitui crime de emprego irregular de verbas ou rendas públicas (Código Penal, art. 315) a utilização de recursos financeiros do Sistema Único de Saúde (SUS) em finalidades diversas das previstas nesta lei.

Art. 53. (Vetado).

Art. 53-A. Na qualidade de ações e serviços de saúde, as atividades de apoio à assistência à saúde são aquelas desenvolvidas pelos laboratórios de genética humana, produção e fornecimento de medicamentos e produtos para saúde, laboratórios de análises clínicas, anatomia patológica e de diagnóstico por imagem e são livres à participação direta ou indireta de empresas ou de capitais estrangeiros. (Incluído pela Lei nº 13.097, de 2015.)

Art. 54. Esta lei entra em vigor na data de sua publicação.

Art. 55. São revogadas a Lei nº 2.312, de 3 de setembro de 1954, a Lei nº 6.229, de 17 de julho de 1975, e demais disposições em contrário.

Brasília, 19 de setembro de 1990;
169º da Independência e 102º da República.

FERNANDO COLLOR

Alceni Guerra

3.2 Lei nº 8.142, de 28 de dezembro de 1990

A Lei nº 8.142/1990 é uma peça fundamental no arcabouço legal do SUS, complementando a Lei nº 8.080/1990 ao estabelecer mecanismos que garantem a participação social e a descentralização na gestão das políticas de saúde pública no Brasil. Promulgada em 28 de dezembro de 1990, essa lei reflete o espírito democrático da Constituição Federal de 1988, ao reconhecer a importância do controle social na formulação, execução e fiscalização das ações de saúde.

A principal contribuição da Lei nº 8.142/1990 é a criação dos Conselhos de Saúde e das Conferências de Saúde, espaços institucionais onde a população pode participar diretamente da construção das políticas de saúde. Os Conselhos de Saúde, presentes em todas as esferas do governo (municipal, estadual e federal), são órgãos colegiados que têm a função de acompanhar e deliberar sobre a gestão do SUS, incluindo a aprovação do orçamento destinado à saúde. Eles são compostos por representantes do governo, profissionais de saúde, prestadores de serviços e, sobretudo, usuários, garantindo uma gestão participativa e transparente.

As Conferências de Saúde, por sua vez, são eventos periódicos que reúnem representantes da sociedade civil, gestores e profissionais de saúde para debater as diretrizes e prioridades das políticas públicas de saúde. Elas ocorrem a cada quatro anos, em todos os níveis de governo, e suas deliberações são levadas em consideração na formulação dos planos de saúde. Dessa forma, a Lei nº 8.142/1990 assegura que as decisões sobre a saúde pública não sejam tomadas de forma isolada, mas, sim, com a ampla participação popular, respeitando as necessidades e expectativas da sociedade.

Além de fortalecer o controle social, a Lei nº 8.142/1990 também regulamenta o repasse de recursos financeiros do Fundo Nacional de Saúde para estados e municípios, estabelecendo critérios que vinculam esses repasses ao cumprimento de condições que garantam a boa aplicação dos recursos. Essa medida é crucial para garantir que os fundos destinados à saúde sejam utilizados de maneira eficiente e equitativa, contribuindo para a melhoria da qualidade dos serviços prestados à população.

Portanto, a Lei nº 8.142/1990 é essencial para a democratização da gestão do SUS, assegurando que a sociedade tenha voz ativa na construção das políticas de saúde e na fiscalização dos recursos públicos. Ao promover a descentralização e a participação social, essa lei contribui para o fortalecimento da democracia e para a consolidação do direito à saúde no Brasil, tornando o SUS um sistema mais transparente, eficiente e alinhado com as necessidades reais da população.

CAPÍTULO 3
LEIS ORGÂNICAS DA SAÚDE

LEI Nº 8.142, DE 28 DE DEZEMBRO DE 1990

Dispõe sobre a participação da comunidade na gestão do Sistema Único de Saúde (SUS) e sobre as transferências intergovernamentais de recursos financeiros na área da saúde, e dá outras providências.

O PRESIDENTE DA REPÚBLICA, faço saber que o Congresso Nacional decreta e eu sanciono a seguinte lei:

Art. 1º O Sistema Único de Saúde (SUS), de que trata a Lei nº 8.080, de 19 de setembro de 1990, contará, em cada esfera de governo, sem prejuízo das funções do Poder Legislativo, com as seguintes instâncias colegiadas:

I – a Conferência de Saúde; e

II – o Conselho de Saúde.

> **Comentário:** Instâncias colegiadas referem-se a órgãos, comitês ou entidades compostas por um grupo de membros que tomam decisões de forma conjunta e colegiada. A característica principal dessas instâncias é que as decisões não são tomadas por uma única pessoa, mas, sim, por um colegiado, onde cada membro tem direito a voto e contribui para o processo decisório, logo, as conferências e os conselhos são espaços com poder de decisão porém sem interferir nas decisões do Poder Legislativo, em cada esfera de governo.

§ 1º A Conferência de Saúde reunir-se-á a cada quatro anos com a representação dos vários segmentos sociais, para avaliar a situação de saúde e propor as diretrizes para a formulação da política de saúde nos níveis correspondentes, convocada pelo Poder Executivo ou, extraordinariamente, por esta ou pelo Conselho de Saúde.

> **Comentário:** O produto de uma conferência de saúde é um relatório com propostas que deve servir de subsídio para o gestor elaborar o plano de saúde, instrumento de planejamento da saúde para os quatro anos de gestão.

§ 2º O Conselho de Saúde, em caráter permanente e deliberativo, órgão colegiado composto por representantes do governo, prestadores de serviço, profissionais de saúde e usuários, atua na formulação de estratégias e no controle da execução da política de saúde na instância correspondente, inclusive nos aspectos econômicos e financeiros, cujas decisões serão homologadas pelo chefe do poder legalmente constituído em cada esfera do governo.

> **Comentário:** Os conselhos e as conferências são compostos por representantes dos usuários, profissionais da saúde, gestores e prestadores de serviço.

§ 3º O Conselho Nacional de Secretários de Saúde (Conass) e o Conselho Nacional de Secretários Municipais de Saúde (Conasems) terão representação no Conselho Nacional de Saúde.

§ 4º A representação dos usuários nos Conselhos de Saúde e Conferências será paritária em relação ao conjunto dos demais segmentos.

> **Comentário:** A expressão "representação paritária" refere-se a uma forma de representação em que diferentes partes ou grupos são representados de maneira equitativa, garantindo que cada um tenha uma participação igualitária ou proporcional em um determinado órgão, comitê, conselho ou instância decisória. Nos conselhos e conferências metade das vagas das instâncias devem ser ocupadas por representantes dos usuários e a outra metade dividida entre profissionais de saúde, gestores e prestadores de serviço.

§ 5º As Conferências de Saúde e os Conselhos de Saúde terão sua organização e normas de funcionamento definidas em regimento próprio, aprovadas pelo respectivo conselho.

Art. 2º Os recursos do Fundo Nacional de Saúde (FNS) serão alocados como:

I – despesas de custeio e de capital do Ministério da Saúde, seus órgãos e entidades, da administração direta e indireta;

II – investimentos previstos em lei orçamentária, de iniciativa do Poder Legislativo e aprovados pelo Congresso Nacional;

III – investimentos previstos no Plano Quinquenal do Ministério da Saúde;

IV – cobertura das ações e serviços de saúde a serem implementados pelos Municípios, Estados e Distrito Federal.

Parágrafo único. Os recursos referidos no inciso IV deste artigo destinar-se-ão a investimentos na rede de serviços, à cobertura assistencial ambulatorial e hospitalar e às demais ações de saúde.

Art. 3º Os recursos referidos no inciso IV do art. 2º desta lei serão repassados de forma regular e automática para os Municípios, Estados e Distrito Federal, de acordo com os critérios previstos no art. 35 da Lei nº 8.080, de 19 de setembro de 1990.

§ 1º Enquanto não for regulamentada a aplicação dos critérios previstos no art. 35 da Lei nº 8.080, de 19 de setembro de 1990, será utilizado, para o repasse de recursos, exclusivamente o critério estabelecido no § 1º do mesmo artigo. (Vide Lei nº 8.080, de 1990.)

§ 2º Os recursos referidos neste artigo serão destinados, pelo menos setenta por cento, aos Municípios, afetando-se o restante aos Estados.

§ 3º Os Municípios poderão estabelecer consórcio para execução de ações e serviços de saúde, remanejando, entre si, parcelas de recursos previstos no inciso IV do art. 2º desta lei.

Art. 4º Para receberem os recursos, de que trata o art. 3º desta lei, os Municípios, os Estados e o Distrito Federal deverão contar com:

I – Fundo de Saúde;

II – Conselho de Saúde, com composição paritária de acordo com o Decreto nº 99.438, de 7 de agosto de 1990;

III – plano de saúde;

IV – relatórios de gestão que permitam o controle de que trata o § 4º do art. 33 da Lei nº 8.080, de 19 de setembro de 1990;

V – contrapartida de recursos para a saúde no respectivo orçamento;

VI – Comissão de elaboração do Plano de Carreira, Cargos e Salários (PCCS), previsto o prazo de dois anos para sua implantação.

Parágrafo único. O não atendimento pelos Municípios, ou pelos Estados, ou pelo Distrito Federal, dos requisitos estabelecidos neste artigo, implicará em que os recursos concernentes sejam administrados, respectivamente, pelos Estados ou pela União.

Art. 5º É o Ministério da Saúde, mediante portaria do Ministro de Estado, autorizado a estabelecer condições para aplicação desta lei.

Art. 6º Esta lei entra em vigor na data de sua publicação.

Art. 7º Revogam-se as disposições em contrário.

Brasília, 28 de dezembro de 1990; 169º da Independência e 102º da República.

FERNANDO COLLOR

Alceni Guerra

CAPÍTULO 4
REGULAMENTAÇÃO DA LEI Nº 8.080/1990

4.1 Decreto nº 7.508, de junho de 2011

O Decreto nº 7.508/2011 é um marco regulatório importante para o SUS, pois regulamenta a Lei nº 8.080/1990 e estabelece diretrizes para a organização do SUS, o planejamento das ações de saúde, a assistência à saúde e a articulação interfederativa. Promulgado em 28 de junho de 2011, esse decreto visa melhorar a gestão do sistema de saúde pública no Brasil, garantindo maior integração entre os entes federativos (União, Estados, Municípios e Distrito Federal) e aprimorando a coordenação das ações de saúde.

Uma das principais inovações trazidas pelo Decreto nº 7.508/2011 foi a criação das Regiões de Saúde. Essas regiões são agrupamentos de municípios que se organizam para compartilhar serviços e recursos de saúde, de acordo com suas realidades locais. Essa estrutura regionalizada tem como objetivo otimizar a prestação dos serviços, garantindo que a população tenha acesso integral e contínuo às ações e aos serviços de saúde, sem que as fronteiras administrativas representem barreiras. A regionalização também favorece a eficiência do uso dos recursos públicos, promovendo a cooperação entre os municípios dentro das Regiões de Saúde.

O decreto também regulamenta a criação dos Contratos Organizativos de Ação Pública da Saúde (COAP), instrumentos pactuados entre os entes federativos para definir as responsabilidades de cada nível de governo na organização e execução das ações e serviços de saúde. Esses contratos estabelecem metas de desempenho e mecanismos de avaliação, além de preverem os recursos financeiros necessários para cumprir essas metas. O COAP tem o objetivo de assegurar que os serviços de saúde sejam prestados de maneira coordenada e integrada, com foco na melhoria da qualidade do atendimento à população.

Outro ponto relevante do Decreto nº 7.508/2011 é a regulamentação da Relação Nacional de Ações e Serviços de Saúde (RENASES) e da Relação Nacional de Medicamentos Essenciais (RENAME). A RENASES define os serviços e as ações que o SUS deve oferecer à população em todo o país, assegurando a uniformidade e a garantia de acesso aos cuidados de saúde em diferentes níveis de complexidade. Já a RENAME lista os medicamentos essenciais que devem ser disponibilizados à população pelo SUS, garantindo o acesso a medicamentos seguros, eficazes e de qualidade.

Por fim, o Decreto nº 7.508/2011 reforça a importância do planejamento integrado e participativo no SUS. Ele estabelece que o planejamento das ações de saúde deve ser ascendente, ou seja, deve começar nos municípios e ser articulado com os estados e a União, respeitando as especificidades locais e promovendo a integração entre os diferentes níveis de governo. Esse planejamento deve estar alinhado às necessidades reais da população e ser monitorado de forma contínua, garantindo a efetividade das políticas públicas de saúde.

Em resumo, o Decreto nº 7.508/2011 desempenha um papel crucial na organização e na gestão do SUS, promovendo a regionalização, a integração entre os entes federativos, a transparência na gestão dos recursos e a melhoria da qualidade dos serviços de saúde. Ele é uma ferramenta essencial para fortalecer o sistema de saúde público no Brasil, garantindo que o direito à saúde, previsto na Constituição, seja assegurado de maneira equitativa e eficiente a todos os brasileiros.

DECRETO Nº 7.508, DE JUNHO DE 2011

Regulamenta a Lei nº 8.080, de 19 de setembro de 1990, para dispor sobre a organização do Sistema Único de Saúde – SUS, o planejamento da saúde, a assistência à saúde e a articulação interfederativa, e dá outras providências.

CAPÍTULO 4
REGULAMENTAÇÃO DA LEI N° 8.080/1990

A PRESIDENTA DA REPÚBLICA, no uso da atribuição que lhe confere o art. 84, inciso IV, da Constituição, e tendo em vista o disposto na Lei nº 8.080, 19 de setembro de 1990,

DECRETA:

CAPÍTULO I
DAS DISPOSIÇÕES PRELIMINARES

Art. 1º Este Decreto regulamenta a Lei nº 8.080, de 19 de setembro de 1990, para dispor sobre a organização do Sistema Único de Saúde – SUS, o planejamento da saúde, a assistência à saúde e a articulação interfederativa.

Art. 2º Para efeito deste Decreto, considera-se:

I – Região de Saúde – espaço geográfico contínuo constituído por agrupamentos de Municípios limítrofes, delimitado a partir de identidades culturais, econômicas e sociais e de redes de comunicação e infraestrutura de transportes compartilhados, com a finalidade de integrar a organização, o planejamento e a execução de ações e serviços de saúde;

II – Contrato Organizativo da Ação Pública da Saúde – acordo de colaboração firmado entre entes federativos com a finalidade de organizar e integrar as ações e serviços de saúde na rede regionalizada e hierarquizada, com definição de responsabilidades, indicadores e metas de saúde, critérios de avaliação de desempenho, recursos financeiros que serão disponibilizados, forma de controle e fiscalização de sua execução e demais elementos necessários à implementação integrada das ações e serviços de saúde;

III – Portas de Entrada – serviços de atendimento inicial à saúde do usuário no SUS;

IV – Comissões Intergestores – instâncias de pactuação consensual entre os entes federativos para definição das regras da gestão compartilhada do SUS;

V – Mapa da Saúde – descrição geográfica da distribuição de recursos humanos e de ações e serviços de saúde ofertados pelo SUS e pela iniciativa privada, considerando-se a capacidade instalada existente, os investimentos e o desempenho aferido a partir dos indicadores de saúde do sistema;

VI – Rede de Atenção à Saúde – conjunto de ações e serviços de saúde articulados em níveis de complexidade crescente, com a finalidade de garantir a integralidade da assistência à saúde;

VII – Serviços Especiais de Acesso Aberto – serviços de saúde específicos para o atendimento da pessoa que, em razão de agravo ou de situação laboral, necessita de atendimento especial; e

VIII – Protocolo Clínico e Diretriz Terapêutica – documento que estabelece: critérios para o diagnóstico da doença ou do agravo à saúde; o tratamento preconizado, com os medicamentos e demais produtos apropriados, quando couber; as posologias recomendadas; os mecanismos de controle clínico; e o acompanhamento e a verificação dos resultados terapêuticos, a serem seguidos pelos gestores do SUS.

CAPÍTULO II
DA ORGANIZAÇÃO DO SUS

Art. 3º O SUS é constituído pela conjugação das ações e serviços de promoção, proteção e recuperação da saúde executados pelos entes federativos, de forma direta ou indireta, mediante a participação complementar da iniciativa privada, sendo organizado de forma regionalizada e hierarquizada.

Seção I
Das Regiões de Saúde

Art. 4º As Regiões de Saúde serão instituídas pelo Estado, em articulação com os Municípios, respeitadas as diretrizes gerais pactuadas na Comissão Intergestores Tripartite – CIT a que se refere o inciso I do art. 30.

§ 1º Poderão ser instituídas Regiões de Saúde interestaduais, compostas por Municípios limítrofes, por ato conjunto dos respectivos Estados em articulação com os Municípios.

Comentário: No Brasil existe a Rede Interestadual de Atenção à Saúde do Vale do Médio São Francisco – rede PE/BA.

§ 2º A instituição de Regiões de Saúde situadas em áreas de fronteira com outros países deverá respeitar as normas que regem as relações internacionais.

Art. 5º Para ser instituída, a Região de Saúde deve conter, no mínimo, ações e serviços de:

I – atenção primária;

II – urgência e emergência;

III – atenção psicossocial;

IV – atenção ambulatorial especializada e hospitalar; e

V – vigilância em saúde.

Parágrafo único. A instituição das Regiões de Saúde observará cronograma pactuado nas Comissões Intergestores.

Art. 6º As Regiões de Saúde serão referência para as transferências de recursos entre os entes federativos.

Art. 7º As Redes de Atenção à Saúde estarão compreendidas no âmbito de uma Região de Saúde, ou de várias delas, em consonância com diretrizes pactuadas nas Comissões Intergestores.

Parágrafo único. Os entes federativos definirão os seguintes elementos em relação às Regiões de Saúde:

I – seus limites geográficos;

II – população usuária das ações e serviços;

III – rol de ações e serviços que serão ofertados; e

IV – respectivas responsabilidades, critérios de acessibilidade e escala para conformação dos serviços.

Seção II
Da Hierarquização

Art. 8º O acesso universal, igualitário e ordenado às ações e serviços de saúde se inicia pelas Portas de Entrada do SUS e se completa na rede regionalizada e hierarquizada, de acordo com a complexidade do serviço.

Art. 9º São Portas de Entrada às ações e aos serviços de saúde nas Redes de Atenção à Saúde os serviços:

I – de atenção primária;

II – de atenção de urgência e emergência;

III – de atenção psicossocial; e

IV – especiais de acesso aberto.

Parágrafo único. Mediante justificativa técnica e de acordo com o pactuado nas Comissões Intergestores, os entes federativos poderão criar novas Portas de Entrada às ações e serviços de saúde, considerando as características da Região de Saúde.

Art. 10. Os serviços de atenção hospitalar e os ambulatoriais especializados, entre outros de maior complexidade e densidade tecnológica, serão referenciados pelas Portas de Entrada de que trata o art. 9º.

Art. 11. O acesso universal e igualitário às ações e aos serviços de saúde será ordenado pela atenção primária e deve ser fundado na avaliação da gravidade do risco individual e coletivo e no critério cronológico, observadas as especificidades previstas para pessoas com proteção especial, conforme legislação vigente.

Parágrafo único. A população indígena contará com regramentos diferenciados de acesso, compatíveis com suas especificidades e com a necessidade de assistência integral à sua saúde, de acordo com disposições do Ministério da Saúde.

Art. 12. Ao usuário será assegurada a continuidade do cuidado em saúde, em todas as suas modalidades, nos serviços, hospitais e em outras unidades integrantes da rede de atenção da respectiva região.

Parágrafo único. As Comissões Intergestores pactuarão as regras de continuidade do acesso às ações e aos serviços de saúde na respectiva área de atuação.

Art. 13. Para assegurar ao usuário o acesso universal, igualitário e ordenado às ações e serviços de saúde do SUS, caberá aos entes federativos, além de outras atribuições que venham a ser pactuadas pelas Comissões Intergestores:

I – garantir a transparência, a integralidade e a equidade no acesso às ações e aos serviços de saúde;

II – orientar e ordenar os fluxos das ações e dos serviços de saúde;

III – monitorar o acesso às ações e aos serviços de saúde; e

IV – ofertar regionalmente as ações e os serviços de saúde.

Art. 14. O Ministério da Saúde disporá sobre critérios, diretrizes, procedimentos e demais medidas que auxiliem os entes federativos no cumprimento das atribuições previstas no art. 13.

CAPÍTULO III
DO PLANEJAMENTO DA SAÚDE

Art. 15. O processo de planejamento da saúde será ascendente e integrado, do nível local até o federal, ouvidos os respectivos Conselhos de Saúde, compatibilizando-se as necessidades das políticas de saúde com a disponibilidade de recursos financeiros.

§ 1º O planejamento da saúde é obrigatório para os entes públicos e será indutor de políticas para a iniciativa privada.

§ 2º A compatibilização de que trata o caput será efetuada no âmbito dos planos de saúde, os quais serão resultado do planejamento integrado dos entes federativos, e deverão conter metas de saúde.

§ 3º O Conselho Nacional de Saúde estabelecerá as diretrizes a serem observadas na elaboração dos planos de saúde, de acordo com as características epidemiológicas e da organização de serviços nos entes federativos e nas Regiões de Saúde.

Art. 16. No planejamento devem ser considerados os serviços e as ações prestados pela iniciativa privada, de forma complementar ou não ao SUS, os quais deverão compor os Mapas da Saúde regional, estadual e nacional.

Art. 17. O Mapa da Saúde será utilizado na identificação das necessidades de saúde e orientará o planejamento integrado dos entes federativos, contribuindo para o estabelecimento de metas de saúde.

Art. 18. O planejamento da saúde em âmbito estadual deve ser realizado de maneira regionalizada, a partir das necessidades dos Municípios, considerando o estabelecimento de metas de saúde.

Art. 19. Compete à Comissão Intergestores Bipartite – CIB de que trata o inciso II do art. 30 pactuar as etapas do processo e os prazos do planejamento municipal em consonância com os planejamentos estadual e nacional.

CAPÍTULO IV
DA ASSISTÊNCIA À SAÚDE

Art. 20. A integralidade da assistência à saúde se inicia e se completa na Rede de Atenção à Saúde, mediante referenciamento do usuário na rede regional e interestadual, conforme pactuado nas Comissões Intergestores.

Seção I
Da Relação Nacional de Ações e Serviços de Saúde – RENASES

Art. 21. A Relação Nacional de Ações e Serviços de Saúde – RENASES compreende todas as ações e serviços que o SUS oferece ao usuário para atendimento da integralidade da assistência à saúde.

Art. 22. O Ministério da Saúde disporá sobre a RENASES em âmbito nacional, observadas as diretrizes pactuadas pela CIT.

Parágrafo único. A cada dois anos, o Ministério da Saúde consolidará e publicará as atualizações da RENASES.

Art. 23. A União, os Estados, o Distrito Federal e os Municípios pactuarão nas respectivas Comissões Intergestores as suas responsabilidades em relação ao rol de ações e serviços constantes da RENASES.

Art. 24. Os Estados, o Distrito Federal e os Municípios poderão adotar relações específicas e complementares de ações e serviços de saúde, em consonância com a RENASES, respeitadas as responsabilidades dos entes pelo seu financiamento, de acordo com o pactuado nas Comissões Intergestores.

Seção II
Da Relação Nacional de Medicamentos Essenciais – RENAME

Art. 25. A Relação Nacional de Medicamentos Essenciais – RENAME compreende a seleção e a padronização de medicamentos indicados para atendimento de doenças ou de agravos no âmbito do SUS.

Parágrafo único. A RENAME será acompanhada do Formulário Terapêutico Nacional – FTN, que subsidiará a prescrição, a dispensação e o uso dos seus medicamentos.

Art. 26. O Ministério da Saúde é o órgão competente para dispor sobre a RENAME e os Protocolos Clínicos e Diretrizes Terapêuticas em âmbito nacional, observadas as diretrizes pactuadas pela CIT.

Parágrafo único. O Ministério da Saúde consolidará e publicará as atualizações: (Redação dada pelo Decreto nº 11.161, de 2022.)

I – da RENAME, a cada dois anos, e disponibilizará, nesse prazo, a lista de tecnologias incorporadas, excluídas e alteradas pela CONITEC e com a responsabilidade de financiamento pactuada de forma tripartite, até que haja a consolidação da referida lista; (Incluído pelo Decreto nº 11.161, de 2022.)

II – do FTN, à medida que sejam identificadas novas evidências sobre as tecnologias constantes na RENAME vigente; e (Incluído pelo Decreto nº 11.161, de 2022.)

III – de protocolos clínicos ou de diretrizes terapêuticas, quando da incorporação, alteração ou exclusão de tecnologias em saúde no SUS e da existência de novos estudos e evidências científicas identificados a partir de revisões periódicas da literatura relacionada aos seus objetos. (Incluído pelo Decreto nº 11.161, de 2022.)

Art. 27. O Estado, o Distrito Federal e o Município poderão adotar relações específicas e complementares de medicamentos, em consonância com a RENAME, respeitadas as responsabilidades dos entes pelo financiamento de medicamentos, de acordo com o pactuado nas Comissões Intergestores.

Art. 28. O acesso universal e igualitário à assistência farmacêutica pressupõe, cumulativamente:

I – estar o usuário assistido por ações e serviços de saúde do SUS;

II – ter o medicamento sido prescrito por profissional de saúde, no exercício regular de suas funções no SUS;

III – estar a prescrição em conformidade com a RENAME e os Protocolos Clínicos e Diretrizes Terapêuticas ou com a relação específica complementar estadual, distrital ou municipal de medicamentos; e

IV – ter a dispensação ocorrido em unidades indicadas pela direção do SUS.

§ 1º Os entes federativos poderão ampliar o acesso do usuário à assistência farmacêutica, desde que questões de saúde pública o justifiquem.

§ 2º O Ministério da Saúde poderá estabelecer regras diferenciadas de acesso a medicamentos de caráter especializado.

Art. 29. A RENAME e a relação específica complementar estadual, distrital ou municipal de medicamentos somente poderão conter produtos com registro na Agência Nacional de Vigilância Sanitária – ANVISA.

CAPÍTULO V
DA ARTICULAÇÃO INTERFEDERATIVA

Seção I
Das Comissões Intergestores

Art. 30. As Comissões Intergestores pactuarão a organização e o funcionamento das ações e serviços de saúde integrados em redes de atenção à saúde, sendo:

I – a CIT, no âmbito da União, vinculada ao Ministério da Saúde para efeitos administrativos e operacionais;

II – a CIB, no âmbito do Estado, vinculada à Secretaria Estadual de Saúde para efeitos administrativos e operacionais; e

III – a Comissão Intergestores Regional – CIR, no âmbito regional, vinculada à Secretaria Estadual de Saúde para efeitos administrativos e operacionais, devendo observar as diretrizes da CIB.

Art. 31. Nas Comissões Intergestores, os gestores públicos de saúde poderão ser representados pelo Conselho Nacional de Secretários de Saúde – CONASS, pelo Conselho Nacional de Secretarias Municipais de Saúde – CONASEMS e pelo Conselho Estadual de Secretarias Municipais de Saúde – COSEMS.

Art. 32. As Comissões Intergestores pactuarão:

I – aspectos operacionais, financeiros e administrativos da gestão compartilhada do SUS, de acordo com a definição da política de saúde dos entes federativos, consubstanciada nos seus planos de saúde, aprovados pelos respectivos conselhos de saúde;

II – diretrizes gerais sobre Regiões de Saúde, integração de limites geográficos, referência e contrarreferência e demais aspectos vinculados à integração das ações e serviços de saúde entre os entes federativos;

III – diretrizes de âmbito nacional, estadual, regional e interestadual, a respeito da organização das redes de atenção à saúde, principalmente no tocante à gestão institucional e à integração das ações e serviços dos entes federativos;

IV – responsabilidades dos entes federativos na Rede de Atenção à Saúde, de acordo com o seu porte demográfico e seu desenvolvimento econômico-financeiro, estabelecendo as responsabilidades individuais e as solidárias; e

V – referências das regiões intraestaduais e interestaduais de atenção à saúde para o atendimento da integralidade da assistência.

Parágrafo único. Serão de competência exclusiva da CIT a pactuação:

I – das diretrizes gerais para a composição da RENASES;

II – dos critérios para o planejamento integrado das ações e serviços de saúde da Região de Saúde, em razão do compartilhamento da gestão; e

III – das diretrizes nacionais, do financiamento e das questões operacionais das Regiões de Saúde situadas em fronteiras com outros países, respeitadas, em todos os casos, as normas que regem as relações internacionais.

Seção II
Do Contrato Organizativo da Ação Pública da Saúde

Art. 33. O acordo de colaboração entre os entes federativos para a organização da rede interfederativa de atenção à saúde será firmado por meio de Contrato Organizativo da Ação Pública da Saúde.

Art. 34. O objeto do Contrato Organizativo de Ação Pública da Saúde é a organização e a integração das ações e dos serviços de saúde, sob a responsabilidade dos entes federativos em uma Região de Saúde, com a finalidade de garantir a integralidade da assistência aos usuários.

Parágrafo único. O Contrato Organizativo de Ação Pública da Saúde resultará da integração dos planos de saúde dos entes federativos na Rede de Atenção à Saúde, tendo como fundamento as pactuações estabelecidas pela CIT.

Art. 35. O Contrato Organizativo de Ação Pública da Saúde definirá as responsabilidades individuais e solidárias dos entes federativos com relação às ações e serviços de saúde, os indicadores e as metas de saúde, os critérios de avaliação de desempenho, os recursos financeiros que serão disponibilizados, a forma de controle e fiscalização da sua execução e demais elementos necessários à implementação integrada das ações e serviços de saúde.

§ 1º O Ministério da Saúde definirá indicadores nacionais de garantia de acesso às ações e aos serviços de saúde no âmbito do SUS, a partir de diretrizes estabelecidas pelo Plano Nacional de Saúde.

§ 2º O desempenho aferido a partir dos indicadores nacionais de garantia de acesso servirá como parâmetro para avaliação do desempenho da prestação das ações e dos serviços definidos no Contrato Organizativo de Ação Pública de Saúde em todas as Regiões de Saúde, considerando-se as especificidades municipais, regionais e estaduais.

Art. 36. O Contrato Organizativo da Ação Pública de Saúde conterá as seguintes disposições essenciais:

I – identificação das necessidades de saúde locais e regionais;

II – oferta de ações e serviços de vigilância em saúde, promoção, proteção e recuperação da saúde em âmbito regional e inter-regional;

III – responsabilidades assumidas pelos entes federativos perante a população no processo de regionalização, as quais serão estabelecidas de forma individualizada, de acordo com o perfil, a organização e a capacidade de prestação das ações e dos serviços de cada ente federativo da Região de Saúde;

IV – indicadores e metas de saúde;

V – estratégias para a melhoria das ações e serviços de saúde;

VI – critérios de avaliação dos resultados e forma de monitoramento permanente;

VII – adequação das ações e dos serviços dos entes federativos em relação às atualizações realizadas na RENASES;

VIII – investimentos na rede de serviços e as respectivas responsabilidades; e

IX – recursos financeiros que serão disponibilizados por cada um dos partícipes para sua execução.

Parágrafo único. O Ministério da Saúde poderá instituir formas de incentivo ao cumprimento das metas de saúde e à melhoria das ações e serviços de saúde.

Art. 37. O Contrato Organizativo de Ação Pública de Saúde observará as seguintes diretrizes básicas para fins de garantia da gestão participativa:

I – estabelecimento de estratégias que incorporem a avaliação do usuário das ações e dos serviços, como ferramenta de sua melhoria;

II – apuração permanente das necessidades e interesses do usuário; e

III – publicidade dos direitos e deveres do usuário na saúde em todas as unidades de saúde do SUS, inclusive nas unidades privadas que dele participem de forma complementar.

Art. 38. A humanização do atendimento do usuário será fator determinante para o estabelecimento das metas de saúde previstas no Contrato Organizativo de Ação Pública de Saúde.

Art. 39. As normas de elaboração e fluxos do Contrato Organizativo de Ação Pública de Saúde serão pactuados pelo CIT, cabendo à Secretaria de Saúde Estadual coordenar a sua implementação.

Art. 40. O Sistema Nacional de Auditoria e Avaliação do SUS, por meio de serviço especializado, fará o controle e a fiscalização do Contrato Organizativo de Ação Pública da Saúde.

§ 1º O Relatório de Gestão a que se refere o inciso IV do art. 4º da Lei nº 8.142, de 28 de dezembro de 1990, conterá seção específica relativa aos compromissos assumidos no âmbito do Contrato Organizativo de Ação Pública de Saúde.

§ 2º O disposto neste artigo será implementado em conformidade com as demais formas de controle e fiscalização previstas em Lei.

Art. 41. Aos partícipes caberá monitorar e avaliar a execução do Contrato Organizativo de Ação Pública de Saúde, em relação ao cumprimento das metas estabelecidas, ao seu desempenho e à aplicação dos recursos disponibilizados.

Parágrafo único. Os partícipes incluirão dados sobre o Contrato Organizativo de Ação Pública de Saúde no sistema de informações em saúde organizado pelo Ministério da Saúde e os encaminhará ao respectivo Conselho de Saúde para monitoramento.

CAPÍTULO VI
DAS DISPOSIÇÕES FINAIS

Art. 42. Sem prejuízo das outras providências legais, o Ministério da Saúde informará aos órgãos de controle interno e externo:

I – o descumprimento injustificado de responsabilidades na prestação de ações e serviços de saúde e de outras obrigações previstas neste Decreto;

II – a não apresentação do Relatório de Gestão a que se refere o inciso IV do art. 4º da Lei nº 8.142, de 1990;

III – a não aplicação, malversação ou desvio de recursos financeiros; e

IV – outros atos de natureza ilícita de que tiver conhecimento.

Art. 43. A primeira RENASES é a somatória de todas as ações e serviços de saúde que na data da publicação deste Decreto são ofertados pelo SUS à população, por meio dos entes federados, de forma direta ou indireta.

Art. 44. O Conselho Nacional de Saúde estabelecerá as diretrizes de que trata o § 3º do art. 15 no prazo de cento e oitenta dias a partir da publicação deste Decreto.

Art. 45. Este Decreto entra em vigor na data de sua publicação.

Brasília, 28 de junho de 2011;
190º da Independência e 123º da República.

DILMA ROUSSEFF

Alexandre Rocha Santos Padilha

Comentário: O Decreto nº 7.508, de junho de 2011, é um instrumento normativo relevante que regulamenta a Lei nº 8.080/1990 e estabelece as diretrizes para a organização do SUS no Brasil. Sua importância pode ser destacada por vários aspectos.

Primeiramente, o documento define as responsabilidades das esferas de governo (federal, estadual e municipal) na organização e gestão do SUS. Ele estabelece diretrizes para a articulação entre essas esferas, promovendo uma distribuição eficiente de competências e recursos.

Além disso, o decreto enfatiza a importância da regionalização da saúde, buscando garantir o acesso universal e igualitário aos serviços. Propõe a criação de regiões de saúde como espaços fundamentais para o planejamento, programação, organização e execução das ações e serviços de saúde.

Outro ponto relevante é a ênfase na necessidade de um planejamento integrado e contínuo das ações de saúde, visando à eficiência e à eficácia do SUS. Ressalta, também, a importância da avaliação constante para garantir a qualidade dos serviços prestados.

O Decreto nº 7.508/2011 fortalece a participação social na gestão do SUS, por meio dos Conselhos de Saúde e das Conferências de Saúde. Isso contribui para a transparência, a democracia e a legitimidade das decisões relacionadas à saúde.

Adicionalmente, o documento propõe a criação de redes de atenção à saúde, promovendo a integração e a continuidade do cuidado, desde a atenção básica até as médias e altas complexidades.

Em resumo, o Decreto nº 7.508/2011 desempenha um papel fundamental para a organização e o fortalecimento do SUS, estabelecendo diretrizes que visam garantir um sistema de saúde eficiente, integrado e capaz de atender às necessidades da população brasileira.

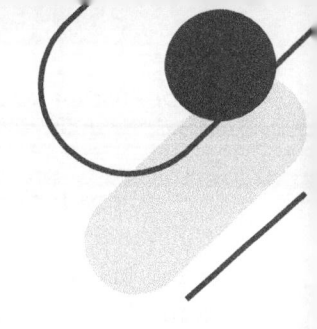

CAPÍTULO 5
CONTROLE SOCIAL

5.1 Resolução nº 453, de 10 de maio de 2012, do Conselho Nacional de Saúde

A Resolução nº 453, de 10 de maio de 2012, do Conselho Nacional de Saúde (CNS), é um importante marco para o fortalecimento do controle social no SUS. Essa resolução atualiza as diretrizes para a criação, a reformulação, a estruturação e o funcionamento dos Conselhos de Saúde em todo o Brasil, detalhando o papel e as atribuições desses órgãos colegiados nas três esferas de governo (municipal, estadual e federal). Os Conselhos de Saúde são fundamentais para garantir a participação ativa da sociedade civil na gestão do SUS, contribuindo para a formulação, o acompanhamento e a fiscalização das políticas públicas de saúde.

A Resolução nº 453/2012 reafirma que os Conselhos de Saúde devem ser compostos por representantes de diferentes segmentos da sociedade: usuários, trabalhadores da saúde, gestores e prestadores de serviços de saúde, com paridade de representação entre os usuários e os demais segmentos. Essa composição plural visa garantir que as decisões sobre a saúde pública reflitam os interesses da sociedade de forma equilibrada e democrática.

Entre as atribuições dos Conselhos de Saúde estabelecidas pela resolução, destacam-se a deliberação sobre a formulação de estratégias e controle da execução das políticas de saúde, inclusive em seus aspectos econômicos e financeiros, e a aprovação dos planos de saúde e do orçamento destinado ao SUS. Os conselhos também têm o papel de fiscalizar a aplicação dos recursos da saúde, assegurando a transparência e a eficiência na utilização dos fundos públicos.

A resolução também define que os Conselhos de Saúde devem funcionar de forma permanente e autônoma, com reuniões periódicas e abertas ao público, garantindo que suas atividades sejam acessíveis e transparentes para toda a sociedade. Outro ponto relevante é a exigência de que os conselheiros sejam capacitados para o exercício de suas funções, o que reforça o compromisso com a qualificação dos membros dos conselhos para que possam desempenhar seu papel de forma eficaz e informada.

Além disso, a Resolução nº 453/2012 fortalece o papel dos conselhos como espaços de debate e deliberação sobre temas estratégicos da saúde pública, incentivando o envolvimento direto da população na construção das políticas de saúde. Ela estabelece que os conselhos devem articular-se com as Conferências de Saúde, outro instrumento importante de participação social, garantindo a continuidade das discussões e das decisões tomadas nesses eventos.

Em resumo, a Resolução nº 453/2012 do Conselho Nacional de Saúde é fundamental para garantir a efetividade do controle social no SUS, assegurando que a gestão das políticas de saúde seja democrática, participativa e transparente. Ao regulamentar e fortalecer o funcionamento dos Conselhos de Saúde, essa resolução contribui para a construção de um sistema de saúde mais inclusivo, onde a sociedade pode exercer seu direito de participar ativamente das decisões que impactam diretamente o bem-estar coletivo.

RESOLUÇÃO Nº 453, DE 10 DE MAIO DE 2012, DO CONSELHO NACIONAL DE SAÚDE

O Plenário do Conselho Nacional de Saúde, em sua Ducentésima Trigésima Terceira Reunião Ordinária, realizada nos dias 9 e 10 de maio de 2012, no uso de suas competências regimentais e atribuições conferidas pela Lei nº 8.080, de 19 de setembro de 1990, e pela Lei nº 8.142, de 28 de dezembro de 1990, e pelo Decreto nº 5.839, de 11 de julho de 2006, e

Considerando os debates ocorridos nos Conselhos de Saúde, nas três esferas de Governo, na X Plenária Nacional de Conselhos de Saúde, nas Plenárias Regionais e Estaduais de Conselhos de Saúde, nas 9ª, 10ª e 11ª Conferências Nacionais de Saúde, e nas Conferências Estaduais, do Distrito Federal e Municipais de Saúde;

Considerando a experiência acumulada do Controle Social da Saúde à necessidade de aprimoramento do Controle Social da Saúde no âmbito nacional e as reiteradas demandas dos Conselhos Estaduais e Municipais referentes às propostas de composição, organização e funcionamento, conforme o § 5º, inciso II, art. 1º, da Lei nº 8.142, de 28 de dezembro de 1990;

Considerando a ampla discussão da Resolução do CNS nº 333/92 realizada nos espaços de Controle Social, entre os quais se destacam as Plenárias de Conselhos de Saúde;

Considerando os objetivos de consolidar, fortalecer, ampliar e acelerar o processo de Controle Social do SUS, por intermédio dos Conselhos Nacional, Estaduais, Municipais, das Conferências de Saúde e Plenárias de Conselhos de Saúde;

Considerando que os Conselhos de Saúde, consagrados pela efetiva participação da sociedade civil organizada, representam polos de qualificação de cidadãos para o Controle Social nas esferas da ação do Estado; e

Considerando o que disciplina a Lei Complementar nº 141, de 13 de janeiro de 2012, e o Decreto nº 7.508, de 28 de junho de 2011, que regulamentam a Lei Orgânica da Saúde, resolve:

Aprovar as seguintes diretrizes para instituição, reformulação, reestruturação e funcionamento dos Conselhos de Saúde:

DA DEFINIÇÃO DE CONSELHO DE SAÚDE

Primeira Diretriz: o Conselho de Saúde é uma instância colegiada, deliberativa e permanente do Sistema Único de Saúde (SUS) em cada esfera de Governo, integrante da estrutura organizacional do Ministério da Saúde, da Secretaria de Saúde dos Estados, do Distrito Federal e dos Municípios, com composição, organização e competência fixadas na Lei nº 8.142/90. O processo bem-sucedido de descentralização da saúde promoveu o surgimento de Conselhos Regionais, Conselhos Locais, Conselhos Distritais de Saúde, incluindo os Conselhos dos Distritos Sanitários Especiais Indígenas, sob a coordenação dos Conselhos de Saúde da esfera correspondente. Assim, os Conselhos de Saúde são espaços instituídos de participação da comunidade nas políticas públicas e na administração da saúde.

Parágrafo único. Como Subsistema da Seguridade Social, o Conselho de Saúde atua na formulação e proposição de estratégias e no controle da execução das Políticas de Saúde, inclusive nos seus aspectos econômicos e financeiros.

DA INSTITUIÇÃO E REFORMULAÇÃO DOS CONSELHOS DE SAÚDE

Segunda Diretriz: a instituição dos Conselhos de Saúde é estabelecida por lei federal, estadual, do Distrito Federal e municipal, obedecida a Lei nº 8.142/90.

Parágrafo único. Na instituição e reformulação dos Conselhos de Saúde o Poder Executivo, respeitando os princípios da democracia, deverá acolher as demandas da população aprovadas nas Conferências de Saúde, e em consonância com a legislação.

A ORGANIZAÇÃO DOS CONSELHOS DE SAÚDE

Terceira Diretriz: a participação da sociedade organizada, garantida na legislação, torna os Conselhos de Saúde uma instância privilegiada na proposição, discussão, acompanhamento, deliberação, avaliação e fiscalização da implementação da Política de Saúde, inclusive nos seus aspectos econômicos e financeiros. A legislação estabelece, ainda, a composição paritária de usuários em relação ao conjunto dos demais segmentos representados. O Conselho de Saúde será composto por representantes de entidades, instituições e movimentos representativos de usuários, de entidades representativas de trabalhadores da área da saúde, do governo e de entidades representativas de prestadores de serviços de saúde, sendo o seu presidente eleito entre os membros do Conselho, em reunião plenária. Nos Municípios onde não existem entidades, instituições e movimentos organizados em número suficiente para compor o Conselho, a eleição da representação será realizada em plenária no

Município, promovida pelo Conselho Municipal de maneira ampla e democrática.

I – O número de conselheiros será definido pelos Conselhos de Saúde e constituído em lei.

II – Mantendo o que propôs as Resoluções nºs 33/92 e 333/03 do CNS e consoante com as Recomendações da 10ª e da 11ª Conferências Nacionais de Saúde, as vagas deverão ser distribuídas da seguinte forma:

a) 50% de entidades e movimentos representativos de usuários;

b) 25% de entidades representativas dos trabalhadores da área de saúde;

c) 25% de representação de governo e prestadores de serviços privados conveniados, ou sem fins lucrativos.

III – A participação de órgãos, entidades e movimentos sociais terá como critério a representatividade, a abrangência e a complementaridade do conjunto da sociedade, no âmbito de atuação do Conselho de Saúde. De acordo com as especificidades locais, aplicando o princípio da paridade, serão contempladas, dentre outras, as seguintes representações:

a) associações de pessoas com patologias;

b) associações de pessoas com deficiências;

c) entidades indígenas;

d) movimentos sociais e populares, organizados (movimento negro, LGBT...);

e) movimentos organizados de mulheres, em saúde;

f) entidades de aposentados e pensionistas;

g) entidades congregadas de sindicatos, centrais sindicais, confederações e federações de trabalhadores urbanos e rurais;

h) entidades de defesa do consumidor;

i) organizações de moradores;

j) entidades ambientalistas;

k) organizações religiosas;

l) trabalhadores da área de saúde: associações, confederações, conselhos de profissões regulamentadas, federações e sindicatos, obedecendo as instâncias federativas;

m) comunidade científica;

n) entidades públicas, de hospitais universitários e hospitais campo de estágio, de pesquisa e desenvolvimento;

o) entidades patronais;

p) entidades dos prestadores de serviço de saúde; e

q) governo.

IV – As entidades, movimentos e instituições eleitas no Conselho de Saúde terão os conselheiros indicados, por escrito, conforme processos estabelecidos pelas respectivas entidades, movimentos e instituições e de acordo com a sua organização, com a recomendação de que ocorra renovação de seus representantes.

V – Recomenda-se que, a cada eleição, os segmentos de representações de usuários, trabalhadores e prestadores de serviços, ao seu critério, promovam a renovação de, no mínimo, 30% de suas entidades representativas.

VI – A representação nos segmentos deve ser distinta e autônoma em relação aos demais segmentos que compõem o Conselho, por isso, um profissional com cargo de direção ou de confiança na gestão do SUS, ou como prestador de serviços de saúde não pode ser representante dos(as) Usuários(as) ou de Trabalhadores(as).

VII – A ocupação de funções na área da saúde que interfiram na autonomia representativa do Conselheiro(a) deve ser avaliada como possível impedimento da representação de Usuário(a) e Trabalhador(a), e, a juízo da entidade, indicativo de substituição do(a) Conselheiro(a).

VIII – A participação dos membros eleitos do Poder Legislativo, representação do Poder Judiciário e do Ministério Público, como conselheiros, não é permitida nos Conselhos de Saúde.

IX – Quando não houver Conselho de Saúde constituído ou em atividade no Município, caberá ao Conselho Estadual de Saúde assumir, junto ao Executivo municipal, a convocação e realização da Conferência Municipal de Saúde, que terá como um de seus objetivos a estruturação e composição do Conselho Municipal. O mesmo será atribuído ao Conselho Nacional de Saúde, quando não houver Conselho Estadual de Saúde constituído ou em funcionamento.

X – As funções, como membro do Conselho de Saúde, não serão remuneradas, considerando-se o seu exercício de relevância pública e, portanto, garante a dispensa do trabalho sem prejuízo para o conselheiro. Para fins de justificativa junto aos órgãos, entidades competentes e instituições, o Conselho de Saúde emitirá declaração de participação de seus membros durante o período das reuniões, representações, capacitações e outras atividades específicas.

XI – O conselheiro, no exercício de sua função, responde pelos seus atos conforme legislação vigente.

ESTRUTURA E FUNCIONAMENTO DOS CONSELHOS DE SAÚDE

Quarta Diretriz: as três esferas de Governo garantirão autonomia administrativa para o pleno funcionamento do Conselho de Saúde, dotação orçamentária, autonomia financeira e organização da secretaria-executiva com a necessária infraestrutura e apoio técnico:

I – cabe ao Conselho de Saúde deliberar em relação à sua estrutura administrativa e o quadro de pessoal;

II – o Conselho de Saúde contará com uma secretaria-executiva coordenada por pessoa preparada para a função, para o suporte técnico e administrativo, subordinada ao Plenário do Conselho de Saúde, que definirá sua estrutura e dimensão;

III – o Conselho de Saúde decide sobre o seu orçamento;

IV – o Plenário do Conselho de Saúde se reunirá, no mínimo, a cada mês e, extraordinariamente, quando necessário, e terá como base o seu Regimento Interno. A pauta e o material de apoio às reuniões devem ser encaminhados aos conselheiros com antecedência mínima de 10 (dez) dias;

V – as reuniões plenárias dos Conselhos de Saúde são abertas ao público e deverão acontecer em espaços e horários que possibilitem a participação da sociedade;

VI – o Conselho de Saúde exerce suas atribuições mediante o funcionamento do Plenário, que, além das comissões intersetoriais, estabelecidas na Lei nº 8.080/90, instalará outras comissões intersetoriais e grupos de trabalho de conselheiros para ações transitórias. As comissões poderão contar com integrantes não conselheiros;

VII – o Conselho de Saúde constituirá uma Mesa Diretora eleita em Plenário, respeitando a paridade expressa nesta Resolução;

VIII – as decisões do Conselho de Saúde serão adotadas mediante quórum mínimo (metade mais um) dos seus integrantes, ressalvados os casos regimentais nos quais se exija quórum especial, ou maioria qualificada de votos;

    a) entende-se por maioria simples o número inteiro imediatamente superior à metade dos membros presentes;

    b) entende-se por maioria absoluta o número inteiro imediatamente superior à metade de membros do Conselho;

    c) entende-se por maioria qualificada 2/3 (dois terços) do total de membros do Conselho;

IX – qualquer alteração na organização dos Conselhos de Saúde preservará o que está garantido em lei e deve ser proposta pelo próprio Conselho e votada em reunião plenária, com quórum qualificado, para depois ser alterada em seu Regimento Interno e homologada pelo gestor da esfera correspondente;

X – a cada três meses, deverá constar dos itens da pauta o pronunciamento do gestor, das respectivas esferas de governo, para que faça a prestação de contas, em relatório detalhado, sobre andamento do plano de saúde, agenda da saúde pactuada, relatório de gestão, dados sobre o montante e a forma de aplicação dos recursos, as auditorias iniciadas e concluídas no período, bem como a produção e a oferta de serviços na rede assistencial própria, contratada ou conveniada, de acordo com o art. 12 da Lei nº 8.689/93 e com a Lei Complementar nº 141/2012;

XI – os Conselhos de Saúde, com a devida justificativa, buscarão auditorias externas e independentes sobre as contas e atividades do Gestor do SUS; e

XII – o Pleno do Conselho de Saúde deverá manifestar-se por meio de resoluções, recomendações, moções e outros atos deliberativos.

As resoluções serão obrigatoriamente homologadas pelo chefe do poder constituído em cada esfera de governo, em um prazo de 30 (trinta) dias, dando-se-lhes publicidade oficial. Decorrido o prazo mencionado e não sendo homologada a resolução e nem enviada justificativa pelo gestor ao Conselho de Saúde com proposta de alteração ou rejeição a ser apreciada na reunião seguinte, as entidades que integram o Conselho de Saúde podem buscar a validação das resoluções, recorrendo à justiça e ao Ministério Público, quando necessário.

Quinta Diretriz: aos Conselhos de Saúde Nacional, Estaduais, Municipais e do Distrito Federal, que têm competências definidas nas leis federais, bem como em indicações advindas das Conferências de Saúde, compete:

I – fortalecer a participação e o Controle Social no SUS, mobilizar e articular a sociedade de forma permanente na defesa dos princípios constitucionais que fundamentam o SUS;

II – elaborar o Regimento Interno do Conselho e outras normas de funcionamento;

III – discutir, elaborar e aprovar propostas de operacionalização das diretrizes aprovadas pelas Conferências de Saúde;

IV – atuar na formulação e no controle da execução da política de saúde, incluindo os seus aspectos econômicos e financeiros, e propor estratégias para a sua aplicação aos setores público e privado;

V – definir diretrizes para elaboração dos planos de saúde e deliberar sobre o seu conteúdo, conforme as diversas situações epidemiológicas e a capacidade organizacional dos serviços;

VI – anualmente deliberar sobre a aprovação ou não do relatório de gestão;

VII – estabelecer estratégias e procedimentos de acompanhamento da gestão do SUS, articulando-se com os demais colegiados, a exemplo dos de seguridade social, meio ambiente, justiça, educação, trabalho, agricultura, idosos, criança e adolescente e outros;

VIII – proceder à revisão periódica dos planos de saúde;

IX – deliberar sobre os programas de saúde e aprovar projetos a serem encaminhados ao Poder Legislativo, propor a adoção de critérios definidores de qualidade e resolutividade, atualizando-os face ao processo de incorporação dos avanços científicos e tecnológicos na área da Saúde;

X – a cada quadrimestre deverá constar dos itens da pauta o pronunciamento do gestor, das respectivas esferas de governo, para que faça a prestação de contas, em relatório detalhado, sobre andamento do plano de saúde, agenda da saúde pactuada, relatório de gestão, dados sobre o montante e a forma de aplicação dos recursos, as auditorias iniciadas e concluídas no período, bem como a produção e a oferta de serviços na rede assistencial própria, contratada ou conveniada, de acordo com a Lei Complementar nº 141/2012.

XI – avaliar, explicitando os critérios utilizados, a organização e o funcionamento do Sistema Único de Saúde (SUS);

XII – avaliar e deliberar sobre contratos, consórcios e convênios, conforme as diretrizes dos Planos de Saúde Nacional, Estaduais, do Distrito Federal e Municipais;

XIII – acompanhar e controlar a atuação do setor privado credenciado mediante contrato ou convênio na área de saúde;

XIV – aprovar a proposta orçamentária anual da saúde, tendo em vista as metas e prioridades estabelecidas na Lei de Diretrizes Orçamentárias, observado o princípio do processo de planejamento e orçamento ascendentes, conforme legislação vigente;

XV – propor critérios para programação e execução financeira e orçamentária dos Fundos de Saúde e acompanhar a movimentação e destino dos recursos;

XVI – fiscalizar e controlar gastos e deliberar sobre critérios de movimentação de recursos da Saúde, incluindo o Fundo de Saúde e os recursos transferidos e próprios do Município, Estado, Distrito Federal e da União, com base no que a lei disciplina;

XVII – analisar, discutir e aprovar o relatório de gestão, com a prestação de contas e informações financeiras, repassadas em tempo hábil aos conselheiros, e garantia do devido assessoramento;

XVIII – fiscalizar e acompanhar o desenvolvimento das ações e dos serviços de saúde e encaminhar denúncias aos respectivos órgãos de controle interno e externo, conforme legislação vigente;

XIX – examinar propostas e denúncias de indícios de irregularidades, responder no seu âmbito a consultas sobre assuntos pertinentes às ações e aos serviços de saúde, bem como apreciar recursos a respeito de deliberações do Conselho nas suas respectivas instâncias;

XX – estabelecer a periodicidade de convocação e organizar as Conferências de Saúde, propor sua convocação ordinária ou extraordinária e estruturar a comissão organizadora, submeter o respectivo regimento e programa ao Pleno do Conselho de Saúde correspondente, convocar a sociedade para a participação nas pré-conferências e conferências de saúde;

XXI – estimular articulação e intercâmbio entre os Conselhos de Saúde, entidades, movimentos populares, instituições públicas e privadas para a promoção da Saúde;

XXII – estimular, apoiar e promover estudos e pesquisas sobre assuntos e temas na área de saúde pertinente ao desenvolvimento do Sistema Único de Saúde (SUS);

XXIII – acompanhar o processo de desenvolvimento e incorporação científica e tecnológica, observados os padrões éticos compatíveis com o desenvolvimento sociocultural do País;

XXIV – estabelecer ações de informação, educação e comunicação em saúde, divulgar as funções e competências do Conselho de Saúde, seus trabalhos e decisões nos meios de comunicação, incluindo informações sobre as agendas, datas e local das reuniões e dos eventos;

XXV – deliberar, elaborar, apoiar e promover a educação permanente para o controle social, de acordo com as Diretrizes e a Política Nacional de Educação Permanente para o Controle Social do SUS;

XXVI – incrementar e aperfeiçoar o relacionamento sistemático com os poderes constituídos, Ministério Público, Judiciário e Legislativo, meios de comunicação, bem como setores relevantes não representados nos conselhos;

XXVII – acompanhar a aplicação das normas sobre ética em pesquisas aprovadas pelo CNS;

XXVIII – deliberar, encaminhar e avaliar a Política de Gestão do Trabalho e Educação para a Saúde no SUS;

XXIX – acompanhar a implementação das propostas constantes do relatório das plenárias dos Conselhos de Saúde; e

XXX – atualizar periodicamente as informações sobre o Conselho de Saúde no Sistema de Acompanhamento dos Conselhos de Saúde (SIACS).

Fica revogada a Resolução do CNS nº 333, de 4 de novembro de 2003.

ALEXANDRE ROCHA SANTOS PADILHA

Presidente do Conselho Homologo a Resolução CNS nº 453, de 10 de maio de 2012, nos termos do Decreto nº 5.839, de 11 de julho de 2006.

ALEXANDRE ROCHA SANTOS PADILHA
Ministro de Estado da Saúde.

CAPÍTULO 6
QUESTÕES COMENTADAS

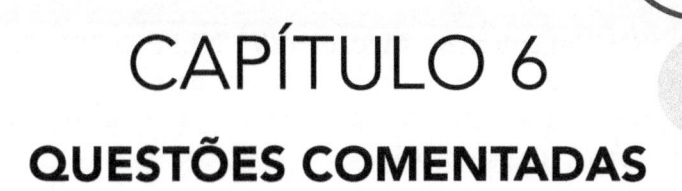

1. **(EBSERH/Técnico em Contabilidade/IBFC/2020)** A criação do Sistema Único de Saúde (SUS) representou um marco importante para a saúde pública do Brasil, pois apresenta um arcabouço jurídico-institucional no campo das políticas públicas de saúde. Sobre a evolução histórica do SUS, analise as afirmativas abaixo e dê valores Verdadeiro (V) ou Falso (F).

   ( ) O marco da reforma do sistema de saúde brasileiro foi a 8ª Conferência Nacional de Saúde, que ocorreu em março de 1988 e teve como lema "Saúde, Direito de Todos, e Dever do Estado".
   ( ) Os princípios e diretrizes do SUS foram contemplados na Lei Orgânica da Saúde, Lei nº 8.080, de 19 de setembro de 1990.
   ( ) O SUS, portanto, não é composto somente por serviços públicos; é integrado também por uma rede de serviços privados, principalmente hospitais e unidades de diagnose e terapia, que são remunerados por meio dos recursos públicos destinados à saúde.

   Assinale a alternativa que apresenta a sequência correta de cima para baixo.
   a) F, V, V.
   b) V, F, V.
   c) F, F, V.
   d) V, F, F.
   e) V, V, V.

   Comentário: A alternativa correta é a letra A. A oitava Conferência Nacional de Saúde realmente é o marco da reforma sanitária brasileira, mas aconteceu em março de 1986.

2. **(EBSERH/Engenheiro Mecânico/VUNESP/2020)** O Sistema Único de Saúde (SUS) é uma conquista da sociedade e foi criado para promover a justiça social e superar as desigualdades na assistência à saúde da população.

   Assinale a alternativa correta.

   a) Antes de 1988, o sistema público de saúde atendia apenas quem não contribuía para a Previdência Social.

   b) A Constituição de 1988 garantiu a saúde como direito de todos e dever do Estado, garantido mediante políticas sociais e econômicas.

   c) O SUS, quando foi criado, tinha como principal característica ser centralizado e de responsabilidade federal, sem a participação dos usuários.

   d) A 8ª Conferência Nacional de Saúde, realizada em 1988, foi um marco da Reforma Sanitária, que tratou da saúde como direito, da reformulação do sistema nacional de saúde e do financiamento setorial.

   e) O Ministério da Saúde, criado nos primórdios da história da Saúde Pública Brasileira em 1808, tinha como responsabilidade a organização e elaboração de planos e políticas públicas voltados à promoção, prevenção e assistência à saúde dos brasileiros.

Comentário: A alternativa correta é a letra B. O SUS só foi criado com a Constituição Federal de 1988. Antes de 1988 o sistema de saúde era fragmentado e descentralizado, com diversas instituições públicas e privadas atuando de maneira independente. O SUS foi criado com a Constituição de 1988 que tem no seu art. 198 as diretrizes constitucionais: descentralização, atendimento integral e participação da comunidade. A 8ª Conferência Nacional de Saúde foi realizada em 1986. O Ministério da Saúde foi criado em julho de 1953.

3. (MGS/IBFC/2016) Analisando o desenvolvimento histórico das políticas sociais no Brasil, Behring e Boschetti (2011) nos dizem que o ano de 1923 foi extremamente relevante, posto que foi nele que tivemos a promulgação da Lei Eloy Chaves. Considerando as colocações das autoras sobre a referida legislação, avalie os itens abaixo destacados:

I. A Lei Eloy Chaves instituiu a criação das Caixas de Aposentadoria e Pensão (CAPs).

II. A Lei Eloy Chaves estendeu o direito previdenciário para os trabalhadores rurais e para os empregados domésticos.

III. As categorias de trabalhadores que tiveram direito à organização das Caixas de Aposentadoria e Pensão (CAPs) eram as que estavam inseridas, diretamente, no processo de produção e circulação de mercadorias.

IV. Conforme a Lei Eloy Chaves, tinham direito de organizar as Caixas de Aposentadoria e Pensão (CAPs) somente os trabalhadores da burocracia pública.

Estão corretas:

a) Apenas as afirmativas I e II.
b) Apenas as afirmativas I e III.
c) Apenas as afirmativas III e IV.
d) Apenas as afirmativas II e III.

Comentário: Alternativa correta, letra B. Uma das primeiras medidas significativas foi a inclusão dos trabalhadores rurais na previdência social brasileira com a promulgação da Constituição de 1934. As CAP eram entidades de previdência privada mantidas por empresas, destinadas a proporcionar benefícios previdenciários aos empregados, como aposentadorias e pensões por invalidez ou morte. Essas caixas eram específicas para determinadas categorias profissionais e eram geridas pelos próprios trabalhadores e empregadores.

4. **(EBSERH/Técnico em enfermagem/VUNESP/2020)** Segundo a Constituição Federal, o financiamento da seguridade social:

   a) é de responsabilidade principalmente dos Estados, do Distrito Federal, dos Municípios e dos trabalhadores e demais segurados da previdência social.

   b) deve ser planejado anualmente pelos órgãos responsáveis pela previdência social e assistência social, considerando o orçamento da União e dos Estados. c) deve sofrer cortes em períodos de crises econômicas, até que se restabeleça o equilíbrio fiscal da União, dos Estados, do Distrito Federal e dos Municípios ou até que haja uma decisão em contrário do Congresso Nacional.

   c) é de responsabilidade de toda a sociedade, de forma direta e indireta, mediante recursos provenientes dos orçamentos da União, dos Estados, do Distrito Federal e dos Municípios e de várias contribuições sociais.

   d) advindo das receitas dos Estados, do Distrito Federal e dos Municípios deverá constar dos respectivos orçamentos e do orçamento da União.

   Comentário: Alternativa correta, letra D. De acordo com o art. 195 da Constituição Federal de 1988: A seguridade social será financiada por toda a sociedade, de forma direta e indireta, nos termos da lei, mediante recursos provenientes dos orçamentos da União, dos Estados, do Distrito Federal e dos Municípios, e de contribuições sociais.

5. **(Pref. de Cruzeiro do Sul-AC/IBFC/2019)** Considere o disposto na Constituição Federal de 1988, Seção II, Da Saúde, arts. 196 ao 200, analise as afirmativas abaixo e dê valores Verdadeiro (V) ou Falso (F).

   (   ) A assistência à saúde é livre à iniciativa privada.

   (   ) É vedada a destinação de recursos públicos para auxílios ou subvenções às instituições privadas com fins lucrativos.

   (   ) É vedada a participação direta ou indireta de empresas ou capitais estrangeiros na assistência à saúde no país, salvo nos casos previstos em lei.

Assinale a alternativa que apresenta a sequência correta de cima para baixo.

a) V, V, F.
b) F, F, V.
c) V, V, V.
d) V, F, F.

> **Comentário:** Alternativa correta, letra C. A participação direta ou indireta, inclusive controle, de empresas ou de capital estrangeiro na assistência à saúde foi legitimada com a criação da Lei nº 13.097, de 19 de janeiro de 2015.

6. **(Pref. São Paulo-SP/IBFC/2016)** Considerando a Constituição da República Federativa do Brasil, analise as sentenças abaixo e assinale a alternativa correta:

   I. As instituições privadas poderão participar de forma complementar do Sistema Único de Saúde, segundo diretrizes deste, mediante contrato de direito público ou convênio, tendo preferência as entidades filantrópicas e as sem fins lucrativos.

   II. Ao Sistema Único de Saúde compete, além de outras atribuições, nos termos da lei, fiscalizar e inspecionar alimentos, compreendido o controle de seu teor nutricional, bem como bebidas e águas para consumo humano.

   III. As ações e serviços públicos de saúde integram uma rede regionalizada e hierarquizada e constituem um sistema único, organizado de acordo com as seguintes diretrizes: descentralização, integralidade, gratuidade e controle social.

   a) Apenas III é correta.
   b) Apenas II e III são corretas.
   c) Apenas I e II são corretas.
   d) I, II e III são incorretas.
   e) I, II e III são corretas.

> **Comentário:** Alternativa correta, letra C. De acordo com o art. 198 da Constituição Federal de 1988: "As ações e serviços públicos de saúde integram uma rede regionalizada e hierarquizada e constituem um sistema único, organizado de acordo com as seguintes diretrizes:
>
> I – descentralização, com direção única em cada esfera de governo;
>
> II – atendimento integral, com prioridade para as atividades preventivas, sem prejuízo dos serviços assistenciais;
>
> III – participação da comunidade".

7. **(Pref. Cabo de Santo Agostinho-PE/IBFC/2019)** De acordo com a Constituição Federal de 1988 – Seção II, ao sistema de saúde competem algumas atribuições. Sendo assim, analise as afirmativas abaixo e dê valores Verdadeiro (V) ou Falso (F).

   ( ) Executar as ações de vigilância sanitária e epidemiológica, bem como as de saúde do trabalhador.

   ( ) Participar da formulação da política e da execução das ações de saneamento básico.

   ( ) Incrementar em sua área de atuação o desenvolvimento científico e tecnológico.

   ( ) Colaborar na proteção do meio ambiente, nele compreendido o do trabalho.

   Assinale a alternativa que apresenta a sequência correta de cima para baixo.

   a) F, V, V, F.
   b) V, F, V, F.
   c) V, F, F, V.
   d) V, V, V, V.

> **Comentário:** Alternativa correta, letra D.

8. **(EBSERH/Enfermeiro/cardiologia/VUNESP/2020)** Uma usuária de 72 anos de idade sofre um acidente vascular cerebral e passa a depender do cuidado de terceiros para locomover-se. Antes do episódio, era a responsável pela família, composta por um filho e uma filha solteiros, que trabalham fora e só retornam à casa no final da tarde. A equipe de saúde da família concluiu que a usuária teria indicação para o atendimento e a internação domiciliar. Assinale a alternativa correta referente a essa modalidade de atendimento do SUS.

   a) Trata-se de uma modalidade de atendimento que necessita de atenção altamente especializada, com participação de fisiatras, psiquiatras e ortopedistas, no caso apresentado.
   b) Tendo a indicação médica, o primeiro passo a ser tomado pela equipe de saúde é uma conversa com a usuária e seus filhos para que haja concordância por parte deles.
   c) Embora essa modalidade de atendimento seja de alta relevância, apresenta como uma limitação significativa a ausência da assistência social.
   d) O atendimento e a internação domiciliares são realizados por equipes multidisciplinares que atuam apenas nas fases de tratamento e reabilitação.
   e) A usuária e os seus filhos devem ser comunicados desse benefício e ser alertados para que preparem a casa para recepcionar os profissionais do SUS quantas vezes forem necessárias.

Comentário: Alternativa correta, letra B. De acordo com a Lei nº 8.080/1990, art., 10-I, §§ 1º, 2º e 3º:

"§ 1º Na modalidade de assistência de atendimento e internação domiciliares incluem-se, principalmente, os procedimentos médicos, de enfermagem, fisioterapêuticos, psicológicos e de assistência social, entre outros necessários ao cuidado integral dos pacientes em seu domicílio.

§ 2º O atendimento e a internação domiciliares serão realizados por equipes multidisciplinares que atuarão nos níveis da medicina preventiva, terapêutica e reabilitadora.

§ 3º O atendimento e a internação domiciliares só poderão ser realizados por indicação médica, com expressa concordância do paciente e de sua família".

9. **(EBSERH/Enfermeiro/IBFC/2020)** Leia abaixo parte do art. 1º da Lei nº 8.142/1990, que discorre sobre a participação popular no Sistema Único de Saúde (SUS). "O Conselho de Saúde, em caráter permanente e deliberativo, órgão colegiado composto por representantes do governo, prestadores de serviço, _____ e _____, atua na formulação de estratégias e no controle da execução da política de saúde na instância correspondente, inclusive nos aspectos econômicos e financeiros, cujas decisões serão homologadas pelo chefe do poder _____ constituído em cada esfera do governo".

   Assinale a alternativa que preencha correta e respectivamente as lacunas:

   a) profissionais de saúde/usuários/ilegalmente.
   b) médicos/sanitaristas/verbalmente.
   c) profissionais de saúde/usuários /legalmente.
   d) profissionais de saúde/sanitaristas/legalmente.
   e) médicos/usuários/legalmente.

   Comentário: Alternativa correta, letra C. De acordo com o inciso § 2º do art. 1º da Lei nº 8.142/1990.

10. **(EBSERH/Técnico em Enfermagem/IBFC/2020)** Leia o fragmento do art. 1º da Lei nº 8.142/1990. "A representação dos _____ nos Conselhos de Saúde e _____ será _____ em relação ao conjunto dos demais segmentos".

    Assinale a alternativa que preencha correta e respectivamente as lacunas:

    a) profissionais/Conferências/majoritária.
    b) profissionais/Plenárias/paritária.
    c) usuários/Plenárias/majoritária.
    d) usuários/Conferências/paritária.
    e) gestores/Conferências/paritária.

> **Comentário:** Alternativa correta, letra D. De acordo com o § 4º do art. 1º da Lei nº 8.142/1990.

11. **(EBSERH/Técnico em Contabilidade/IBFC/2020)** Após a publicação das Leis de nº 8.080/1990 e de nº 8.142/1990, a atuação da sociedade no sistema de saúde tomou outras dimensões, pois, a partir daí, a participação social foi ampliada, democratizada e passou a ser qualificada pelo Controle Social. Em relação ao Controle Social, analise as afirmativas abaixo e dê valores Verdadeiro (V) ou Falso (F).

    ( ) "A partir do controle social, a sociedade começou, efetivamente, a participar da gestão do sistema de saúde".

    ( ) "A população, por meio dos Conselhos de Saúde, passou a exercer o controle social".

    ( ) "O controle social ocorre por meio da participação da população no planejamento das políticas públicas, fiscalizando as ações do governo, verificando o cumprimento das leis relacionadas ao SUS e analisando as aplicações financeiras realizadas pelo município ou pelo estado no gerenciamento da saúde".

    Assinale a alternativa que apresenta a sequência correta de cima para baixo.

    a) F, V, V.
    b) V, F, V.
    c) V, F, F.
    d) F, F, V.
    e) V, V, V.

> **Comentário:** Alternativa correta, letra E.

12. **(EBSERH/Engenheiro Mecânico/VUNESP/2020)** Sobre os Conselhos de Saúde, é correto afirmar que:

a) sua composição deve ser de 60% de entidades e movimentos representativos de usuários; 20% de entidades representativas dos trabalhadores da área de saúde e 20% de representação de governo e prestadores de serviços privados conveniados, ou sem fins lucrativos.

b) a cada eleição, os segmentos de representações de usuários, trabalhadores e prestadores de serviços, devem ter uma renovação de 50% de suas entidades representativas.

c) as funções, como membro do Conselho de Saúde, são remuneradas, sendo garantido ao conselheiro a dispensa do trabalho durante a vigência do mandato.

d) se trata de uma instância colegiada, deliberativa e permanente do SUS em cada esfera de Governo, integrante da estrutura organizacional do Ministério da Saúde, da Secretaria de Saúde dos Estados, do Distrito Federal e dos Municípios.

e) quando não houver Conselho constituído ou em atividade no Município, cabe à Câmara Municipal a convocação e realização da Conferência Municipal de Saúde.

Comentário: Alternativa correta, letra D. De acordo com a Resolução nº 453/2012 do CNS, as vagas deverão ser distribuídas da seguinte forma: a) 50% de entidades e movimentos representativos de usuários; b) 25% de entidades representativas dos trabalhadores da área de saúde; c) 25% de representação de governo e prestadores de serviços privados conveniados, ou sem fins lucrativos. Recomenda-se que, a cada eleição, os segmentos de representações de usuários, trabalhadores e prestadores de serviços, ao seu critério, promovam a renovação de, no mínimo, 30% de suas entidades representativas. As funções de conselheiros não são remuneradas. Quando não houver Conselho de Saúde constituído ou em atividade no Município, caberá ao Conselho Estadual de Saúde assumir, junto ao Executivo municipal, a convocação e realização da Conferência Municipal de Saúde, que terá como um de seus objetivos a estruturação e composição do Conselho Municipal. O mesmo será atribuído ao Conselho Nacional de Saúde, quando não houver Conselho Estadual de Saúde constituído ou em funcionamento.

13. (EBSERH/Enfermeiro/cardiologia/VUNESP/2020) Segundo a Lei nº 8.142/90, os recursos do Fundo Nacional de Saúde (FNS) serão alocados:

a) para cobertura das ações e serviços de saúde a serem implementados pelos municípios, sendo que aos Estados estão previstas outras fontes de financiamento.

b) prioritariamente como investimentos decorrentes de emendas parlamentares e aprovadas pelo Congresso Nacional.

c) aos Municípios, Estados e Distrito Federal, que poderão utilizá-los para cobrir gastos com ações definidas pelo Ministério da Saúde.

d) prioritariamente para investimentos na rede assistencial de ambulatórios e hospitais filantrópicos conveniados pelo SUS.

e) como investimentos previstos no Plano Quinquenal do Ministério da Saúde, entre outras formas.

Comentário: Alternativa correta, letra E. De acordo com o art. 2º da Lei nº 8.142/1990, os recursos devem ser alocados para: I – despesas de custeio e de capital do Ministério da Saúde, seus órgãos e entidades, da administração direta e indireta; II – investimentos previstos em lei orçamentária, de iniciativa do Poder Legislativo e aprovados pelo Congresso Nacional; III – investimentos previstos no Plano Quinquenal do Ministério da Saúde; IV – cobertura das ações e serviços de saúde a serem implementados pelos Municípios, Estados e Distrito Federal.

14. (EBSERH/Engenheiro Mecânico/VUNESP/2020) Cabe aos Serviços Especiais de Acesso:

a) realizar o atendimento inicial à saúde do usuário no SUS.

b) estabelecer as regras da gestão compartilhada do SUS.

c) definir a distribuição de recursos humanos e de ações e serviços de saúde ofertados pelo SUS e pela iniciativa privada.

d) estabelecer critérios para o diagnóstico da doença ou do agravo à saúde.

e) realizar o atendimento da pessoa que, em razão de agravo ou de situação laboral, necessita de atendimento especial.

Comentário: Alternativa correta, letra E. O atendimento inicial do SUS é realizado nas suas portas de entrada que são os serviços: de atenção primária; de atenção de urgência e emergência; de atenção psicossocial; e especiais de acesso aberto. As Comissões Intergestores são as instâncias de pactuação consensual entre os entes federativos e definição das regras da gestão compartilhada do SUS. O Mapa da Saúde tem a descrição geográfica da distribuição de recursos humanos e de ações e serviços de saúde ofertados pelo SUS e pela iniciativa privada, considerando a capacidade instalada existente, os investimentos e o desempenho aferido a partir dos indicadores de saúde do sistema. O Protocolo Clínico e Diretriz Terapêutica é o documento que estabelece: critérios para o diagnóstico da doença ou do agravo à saúde; o tratamento preconizado, com os medicamentos e demais produtos apropriados, quando couber; as posologias recomendadas; os mecanismos de controle clínico; e o acompanhamento e a verificação dos resultados terapêuticos, a serem seguidos pelos gestores do SUS.

15. **(EBSERH/Técnico em enfermagem/VUNESP/2020)** Os usuários do Sistema Único de Saúde (SUS) têm direito a um determinado medicamento:

    a) sempre que este tiver o registro na Agência Nacional de Vigilância Sanitária (ANVISA).

    b) se a prescrição estiver em conformidade com a Relação Nacional de Medicamentos e com os Protocolos Clínicos e Diretrizes Terapêuticas.

    c) sempre que for comprovada a sua efetividade no tratamento das doenças específicas que apresentarem.

    d) se este estiver disponível nas unidades de saúde nas quais são acompanhados regularmente.

    e) se houver comprovação científica atestada por, pelo menos, duas empresas do ramo farmacêutico.

Comentário: Alternativa correta, letra B. De acordo com o art. 28, o acesso universal e igualitário à assistência farmacêutica pressupõe, cumulativamente:

"I – estar o usuário assistido por ações e serviços de saúde do SUS;

II – ter o medicamento sido prescrito por profissional de saúde, no exercício regular de suas funções no SUS;

III – estar a prescrição em conformidade com a RENAME e os Protocolos Clínicos e Diretrizes Terapêuticas ou com a relação específica complementar estadual, distrital ou municipal de medicamentos; e

IV – ter a dispensação ocorrido em unidades indicadas pela direção do SUS".

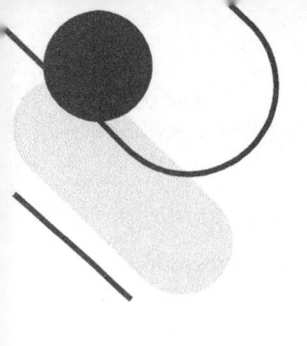

REFERÊNCIAS BIBLIOGRÁFICAS

AGUIAR, Z. N. (Org.). **SUS – Sistema Único de Saúde:** antecedentes, percurso, perspectivas e desafios. 2. ed. São Paulo: Martinari, 2015.

BRASIL. Conselho Nacional de Saúde. Resolução nº 453, de 10 de maio de 2012. Define diretrizes para a organização dos Conselhos de Saúde em todo o território nacional. **Diário Oficial da União**, Brasília, DF, 14 maio 2012. Seção 1, p. 52. Disponível em: https://conselho.saude.gov.br/resolucoes/2012/Reso453.pdf. Acesso em: 23 fev. 2024.

BRASIL. **Constituição da República Federativa do Brasil.** Brasília, DF: Senado Federal, 1988. Disponível em: https://www.planalto.gov.br/ccivil_03/constituicao/ConstituicaoCompilado.htm. Acesso em: 23 fev. 2024.

BRASIL. Decreto nº 7.508, de 28 de junho de 2011. Regulamenta a Lei nº 8.080, de 19 de setembro de 1990, para dispor sobre a organização do Sistema Único de Saúde (SUS), o planejamento da saúde, a assistência à saúde e a articulação interfederativa, e dá outras providências. **Diário Oficial da União,** Brasília, DF, 29 jun. 2011. Seção 1, p. 1.

BRASIL. Lei nº 8.080, de 19 de setembro de 1990. Dispõe sobre as condições para a promoção, proteção e recuperação da saúde, a organização e o funcionamento dos serviços correspondentes e dá outras providências. **Diário Oficial da União,** Brasília, DF, 20 set. 1990. Disponível em: https://www.planalto.gov.br/ccivil_03/leis/l8080.htm. Acesso em: 23 fev. 2024.

BRASIL. Lei nº 8.142, de 28 de dezembro de 1990. Dispõe sobre a participação da comunidade na gestão do Sistema Único de Saúde (SUS) e sobre as transferências intergovernamentais de recursos financeiros na área da saúde e dá outras providências. **Diário Oficial da União,**

Brasília, DF, 31 dez. 1990. Disponível em: https://www.planalto.gov.br/ccivil_03/leis/l8142.htm. Acesso em: 23 fev. 2024.

LIMA, N. L. *et al.* (Orgs.). **Saúde democracia:** história e perspectivas do SUS [on-line]. Rio de Janeiro: Editora Fiocruz, 2005.

PAIM, J. S. **O que é o SUS.** Rio de Janeiro: Editora Fiocruz, 2009.

PAIM, J. S. Políticas de Saúde no Brasil. In: **Epidemiologia e Saúde.** 6. ed. Rio de Janeiro: Medsi, 2003.

REFORMA SANITÁRIA. Tema. Radis. **Fundação Oswaldo Cruz.** Manguinhos. Ano VI, nov. 1988.